Heilpflanzen

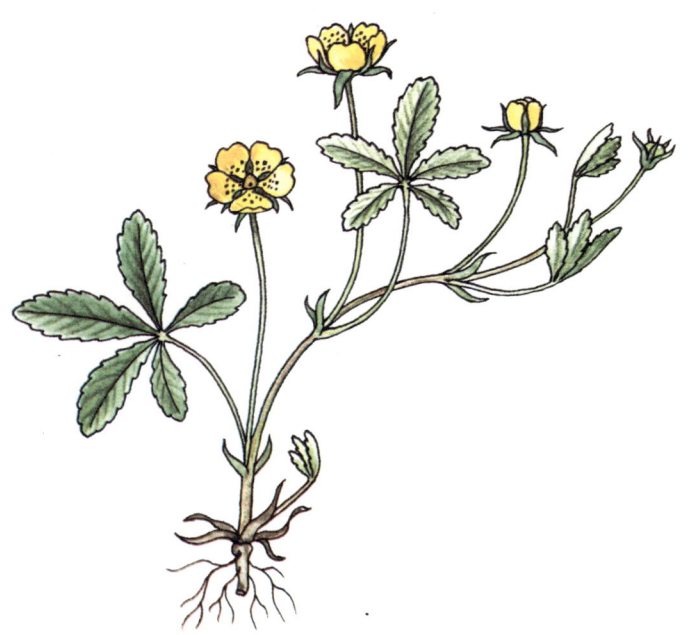

Text: Robert Quinche/Eugen Bossard
Illustrationen: Marta Seitz
Objekt-Management: Renate Holzgang

© Ringier AG, Buchverlag
Lizenzausgabe 1997 für
Seehamer Verlag GmbH, Weyarn

ISBN 3-932131-02-9

Robert Quinche

Heilpflanzen

Die Kräfte der Natur

Seehamer Verlag

Inhaltsverzeichnis

Verzeichnis der Heilpflanzen

Index des plantes médicinales

Vorwort

Heilpflanzenpionier Robert Quinche

Dieses Buch ist ein Vermächtnis des bekannten Heilpflanzenpioniers und Menschenfreundes Robert Quinche (1906-1993).

Gebürtig im kleinen Waadtländerdorf Fiez ob Grandson, wuchs er in einer Grossfamilie auf und zeigte bereits als Kleinkind in ungewöhnlicher Weise eine tiefe Beziehung zu den Pflanzen seiner Umgebung. Zum Leidwesen seiner Eltern konnte ihn nichts von seinen täglichen «Naturstudien» abhalten.

Als junger Drogist kam er vor 60 Jahren nach Solothurn, wo er bald als geschätzter Drogist-Herborist im ganzen Kanton bekannt wurde. Sein liebenswürdiger Charme, die herzliche Fröhlichkeit und sein grosses Wissen waren auch in der Politik gefragt. Als Kantonsrat liess er sich während seiner 13jährigen Amtszeit aber nie vor Parteiparolen spannen. Mit klarem Verstand, Urteilskraft und Zivilcourage versah er seine anspruchsvollen Aufgaben.

In einer Zeit, da die Chemie die Heilpflanzen verdrängte, gründete Robert Quinche die Vereinigung der Drotaniker, welches Wort sich aus Drogist und Botaniker zusammensetzt. Mit der jungen Drogistengeneration unternahm er unzählige Exkursionen und weckte in ihr die Begeisterung und die Liebe zu den Heilpflanzen. Wenn die Kräuterheilkunde heute wieder ihren Stellenwert besitzt, so ist dies zu einem grossen Teil Robert Quinche zu verdanken, ebenso die Rettung des Safrans von Mund.

Als Fachlehrer an der Gewerbeschule Solothurn schuf er auf dem Schulareal einen Kräuter-Lehrgarten, damit die zukünftigen Drogistinnen und Drogisten die Kräuter in natura und nicht nur in grauer Theorie kennenlernten. Er war auch der Begründer des Juragartens auf dem Weissenstein und weiterer Kräutergärten.

Für sein Wirken im Dienste der Volksgesundheit, insbesondere seiner Bemühungen um das Bekanntmachen der Heilpflanzen, wurde ihm 1975 der Anerkennungspreis des Kantons Solothurn verliehen. Ein Leben lang glaubte Robert Quinche aus Erfahrung an die Heilkraft der Pflanzen, eine Überzeugung, die er mit seinen Freunden und Zeitgenossen Dr. h.c. Alfred Vogel und Maurice Méssegué teilte.

Im vorliegenden Buch stellt der Autor mit dem ihm eigenen Charme aus seinem grossen Erfahrungsschatz eine Auswahl Heilpflanzen, deren Wirkung und Anwendung vor. Das Werk enthält auch Tee-mischungen und Rezepte für «Hausgemachtes aus Heilpflanzen». Es ist kein gewöhnliches Kräuterbuch mit Angaben über Inhalts-stoffe und botanische Spitzfindigkeiten. Vielmehr ist es ein Werk, das dem Leser für den Alltag viel Praktisches vermittelt und ihm zu-gleich auch die Pflanze in ihrer Schönheit, Unverwechselbarkeit und Wesensart nahe bringt. Es leitet den Leser an, einerseits seine all-täglichen Unpässlichkeiten mit Kräutern selber zu behandeln, andererseits ermuntert es ihn, anhand des Buches die Heilpflanzen in ihrer natürlichen Umgebung kennenzulernen.

Marta Seitz schuf die Pflanzenaquarelle mit viel Einfühlungs-vermögen und Eugen Bossard, ein enger Freund des Autors, über-setzte die Texte ins Deutsche.

Auf dem Ballenberg, dessen Heilpflanzengarten vom Drogisten-ehepaar Gret und Kurt Schaub angelegt wurde, ist Robert Quinche im Herzogenbuchseehaus mit einer Gedenkstube vertreten, am gleichen Ort, wo auch das Zimmer von Kräuterpfarrer Künzle, seinem Vorbild, untergebracht ist.

Margrit Haller-Bernhard

Wo, Was, Wie?

Auf welche Organe wirken welche Heilpflanzen?

Die Nummern verweisen auf die Seitenzahlen der Pflanzenbeschreibungen oder der Teemischungen.

Atemwege
Halsweh 54, 94, 114
Rachenentzündung 54, 72, 94
Husten 10, 18, 22, 72, 110, 114, 132
Krampfhusten 12, 74, 110
Erkältung, Grippe 26, 88, 90, 96, 133

Bewegungsorgane
Verstauchungen, Quetschungen 20, 56, 126
Blutergüsse 20, 56
Offene Beine 20, 32, 70
Rheuma/Gicht 40, 86, 90, 98, 108, 124, 126, 133

Herz, Kreislauf
Anregung des Herzens 60, 129, 133
Anregung des Kreislaufs 56, 133
Hoher Blutdruck 16, 42, 129
Nervöse Herzbeschwerden 42, 102
Venenstauungen 112
Krampfadern/Hämorrhoiden 12, 38, 112

Harnwege
Nieren anregend 28, 40, 46, 80, 98, 126
Nieren-Blasen-Katarrh 46, 62, 80, 120, 134

Haut
Hautausschläge, Akne, Ekzeme 30, 32, 36, 44, 46, 94, 134
Aissen, Furunkel 32, 54, 86
Wunden 38, 54, 58, 64, 70, 80, 94
Verbrennungen 10, 38
Warzen 48

Nervensystem
Nervenanregung 60,
Nervenberuhigung, Schlaflosigkeit 18, 68, 70, 76, 100, 102, 116, 132
Schmerzen 74
Migräne 18, 132
Augenentzündung 58

Sexualorgane
Monatsbeschwerden 12, 52, 70, 76, 84, 133
Starke Regelblutungen 24, 38, 62
Wechseljahrbeschwerden 52, 62
Weissfluss 24, 52
Prostatabeschwerden 80

Stoffwechsel
Blutreinigung 14, 16, 28, 30, 40, 44
Blutarmut 40
Fiebersenkend 26, 88, 90, 96, 108
Schweisstreibend 50, 88, 96
Stoffwechsel anregend 60
Diabetes 118

Verdauungsorgane
Magenschwäche 26, 60, 66, 72, 78, 82, 92, 94, 104, 126, 133
Koliken, Magenkrämpfe 12, 78, 84
Blähungen 68, 92
Darmkatarrh 22, 58, 70, 106
Durchfall 24, 38, 118, 133
Verstopfung 34, 84, 86, 133
Leber-Galle anregend 14, 30, 48, 64, 68, 70, 82, 122, 133

Heilpflanzen – für Deine Gesundheit

Wenn wir Zukunftspläne schmieden – und wäre es nur für die nächsten Wochen oder Monate –, denken wir nie ans Kranksein. Gesundheit ist für die meisten von uns eine Art Urzustand, der einfach da ist. In der Tat funktioniert der menschliche Organismus wunderbar. Er reguliert oder behebt Störungen fast automatisch, ohne Computer und elektronische Steuerung. Der schlimmste Störfaktor ist oft der Mensch selbst mit seinem Verhalten. Dabei hätten wir doch allen Grund, etwas für – und nicht gegen – die Gesundheit zu tun. Zum Beispiel mit Heilpflanzen.
Sie bieten uns eine einzigartige Hilfe bei den kleinen Unpässlichkeiten des Alltags. Nach heutiger Auffassung sind Müdigkeit, Appetitlosigkeit, Missstimmung, Fieber, Schmerz in vielen Fällen Zeichen (Symptome) einer Abwehrreaktion, mit der unser Organismus eine Störung beheben will. Die Naturheilkunde, und mit ihr die Heilpflanzen, unterstützen diese Selbstheilung. Aber eines ist wichtig: Man muss rasch eingreifen und die Mittel zur Hand haben. Das Chrüterchäschtli daheim ist ein Natur- und Gesundheitsreservat mit Tag- und Nachtdienst, immer einsatzbereit. Ihm entnehmen wir die Kräutlein für eine dampfende Tasse Tee, die uns über ein «Tief» hinweghilft, ein Unbehagen überwindet oder träge Organfunktionen ankurbelt. Viele tausend Menschen halten sich mit Heilpflanzen und Kräuterpräparaten über Jahre gesund.
Wenn Du es ihnen gleichtun willst, lieber Leser, findest Du das «Gewusst, wie» in diesem Buch. Die Bilder helfen Dir auf Wanderungen, die Pflanzen zu finden und zu sammeln. (Denk an die Bestimmungen des Pflanzenschutzes!) Die Texte berichten über die Verwendung der Pflanzen. Wofür sie wirksam sind, wirst Du auf den folgenden Seiten lesen, ebenso die Rezepte für Teemischungen und über «Hausgemachtes aus Heilpflanzen». Ziehst Du es vor, den Pflanzennachschub beim kräuterkundigen Drogisten oder Apotheker zu besorgen, wird er Dir auch Auskunft geben, für welche Anwendung ein Tee oder ein Präparat wirksamer ist. Sollten Dich aber noch Zweifel plagen, dann lese die Seiten 130 und 131.
«Heilpflanzen für Dich» zeigt Dir den Weg zurück zur Natur – und vorwärts zu Deiner Gesundheit.
Dies wünschen Dir   Robert Quinche und Eugen Bossard

Huflattich

Tussilago farfara
(Körbchenblütler)
Teeblüemli
Tussilage

Kaum haben Märzensonne und Föhnwind mit dem Schnee aufgeräumt, gucken die ersten Huflattichblümchen goldgelb aus dem feuchten Braun der Erde. Wir finden sie an Wald- und Wegrändern, Kiesgruben und Schutthalden. Mit braunroten Schuppen bedeckte Stengel heben die kleinen Frühlingskünder handhoch über das Brachland, beliebte Rastplätzchen für Bienen und Insekten, die sich den ersten Nektar suchen. Eifrige Kräutersammler bringen die Blüten als erste Ernte des Jahres mit nach Hause. Erst später, nach ein paar Regentagen, spriessen auch die Blätter an kurzen Stielen aus den Knospen, zunächst kaum grösser als eine Kinderhand, sattgrün, mit kräftigen Blattnerven durchzogen und mit gezähnten Rändern. Ein weisser Flaum bedeckt die Unterseite.
Im Sommer erreichen die Blätter oft Tellergrösse und werden leicht mit Pestwurz- oder Klettenblättern verwechselt. Der Huflattich zeigt uns mit seinem flaumigen Kleid das typische Bild einer Schleimpflanze. Wir finden ihn in Blättern und Blüten, begleitet von Gerbstoffen, Zucker, ätherischem Öl, Pflanzenfarbstoff und reichlich Mineralsalzen. Ein heilender Schleim für entzündete Schleimhäute, besonders wirksam gegen Reizhusten und zur Förderung des Auswurfs. Dies wussten schon die Römer und gaben der Pflanze den Namen Tussim agere = gegen Husten wirksam. Wir übergiessen einen Teelöffel geschnittene Blätter und Blüten mit einer Tasse kochendem Wasser, lassen 5 Minuten zugedeckt ziehen, süssen mit Honig und trinken 2–3 Tassen pro Tag. Verstärkt mit Anistropfen (anisierter Salmiakgeist) oder Melissengeist wirkt der Tee am besten. Das Kraut ist in vielen Hustenteemischungen, den sogenannten Brusttees, enthalten, so auch im Rezept des Eidgenössischen Arzneibuches. Starker Tee, mit Kleie angerührt, ergibt eine vorzügliche Gesichtsmaske gegen unreine Haut. Tip für Wanderer: Frische, sauber gewaschene und zerquetschte Blätter, auf Hautverbrennungen, Sonnenbrand, Entzündungen, Wunden und Insektenstiche aufgelegt, lindern rasch den Schmerz.
Gegen Fussbrennen auf langen Märschen kann man mit den zerquetschten Blättern die Füsse umwickeln.

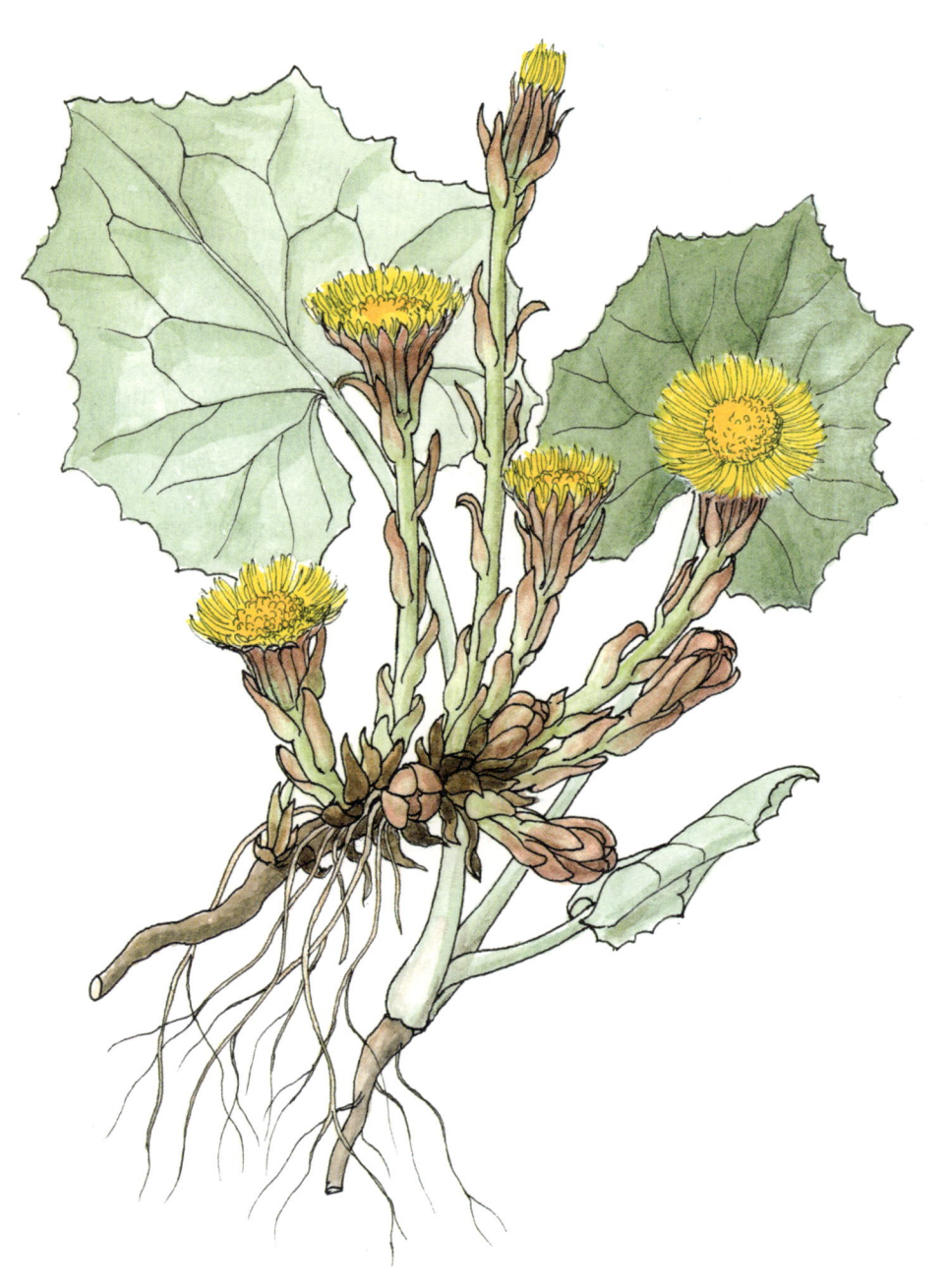

Pestwurz

Petasites hybridus
(Körbchenblütler)
Huetblacke
Pétasite

Die Pestwurz ist dem Huflattich nahe verwandt. Auch sie wartet, mit Schneeglöcklein und Krokus, bis die Sonne durch den Schnee zu ihr durchbricht und den Frühling ankündigt. An schattigen Waldhängen, Bachufern und feuchten Wiesen spriessen grosse, schuppige Knospen aus dem Boden, treiben 20–30 cm hohe Stengel mit dicht aneinandergereihten, zu einer Traube geordneten Blütenköpfchen. Ihre Farbe ist, je nach Art, violett oder cremefarbig. Die Blüten tragen 5–30 mm aufragende Haare. Sie dienen den Samen zur Reifezeit als Fallschirmchen, die der Wind fortträgt, um für die Verbreitung der Art zu sorgen. Einige Zeit nach der Blüte entwickeln sich die herzförmigen Blätter, in Grösse und Form den Rhabarberblättern ähnlich. An sumpfigen Schutthängen bildet die Pestwurz oft ganze Kolonien, die mit kräftigen Wurzeln loses Erdreich zusammenhalten und die Humusbildung fördern. So ermöglicht sie den Neuwuchs von Pflanzen in Rutschgebieten.

Der Name Pestwurz deutet darauf hin, dass die Pflanze schon im Mittelalter vor Siechtum bewahren sollte. Heute verwenden wir die Blätter, ähnlich wie den Huflattich, dank ihrem Schleimgehalt gegen Darmentzündung und Wassersucht. Einen Teelöffel getrocknete und geschnittene Blätter mit einer Tasse Wasser aufkochen, ziehen lassen. Frische, sauber gewaschene und zerquetschte Blätter, auf offene Beine und Krampfadern aufgelegt, lindern den Schmerz. Vor rund 30 Jahren entdeckten Forscher in der Wurzel einen krampflösenden Stoff, das Petasin, das heute in der Heilkunde vielfach bei Hustenkrämpfen, Menstruationsbeschwerden, Nieren- und Gallensteinkoliken wertvolle Dienste leistet. Wirksamer als der Tee sind in diesem Falle Extrakte aus der Wurzel, die auch genau dosiert werden können.

Das Beispiel der Pestwurz zeigt uns, wie die medizinische Forschung in altbekannten Heilpflanzen neue Wirkstoffe und damit weitere Anwendungsgebiete entdeckt. Leider können die natürlichen Heilkräfte nicht, wie die chemischen Wirkstoffe, beliebig produziert werden. Leider.

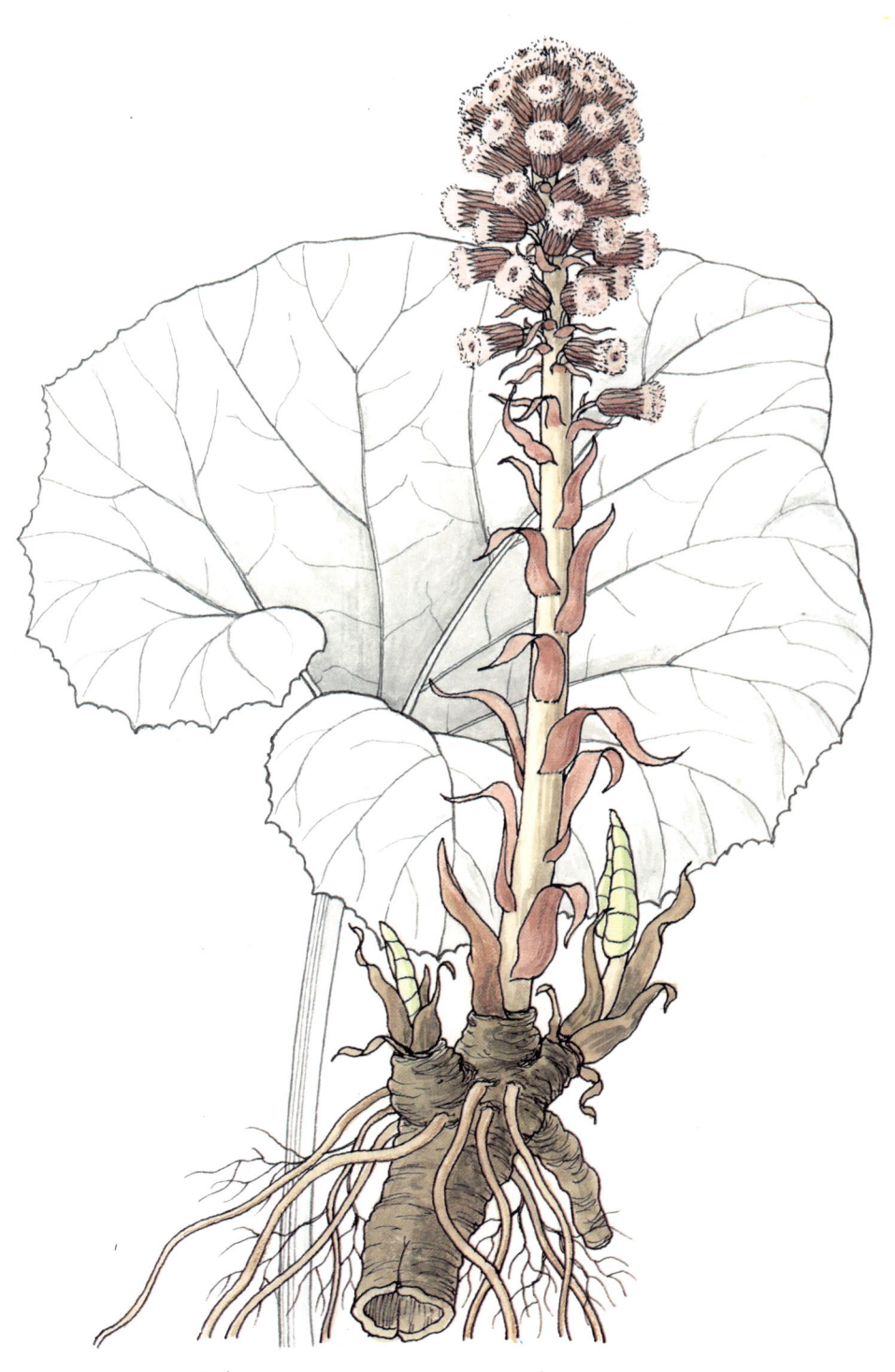

Löwenzahn

Taraxacum officinale
(Korbblütler)
Säublueme, Weihfäcke
Dent de lion

Wenn Ostern näher rückt, locken uns Reiseprospekte zu den Tulpen-
und Hyazinthenfeldern nach Holland. Warum nicht? Das Erlebnis
dieser üppigen Blumenpracht fasziniert immer wieder aufs neue.
Zugegeben, unsere Frühlingswiesen, auf denen jetzt Millionen von
Löwenzahnblüten ihre Knospen öffnen, geben sich weit bescheidener. Der Anblick ergreift uns durch seine natürliche Einfachheit.
Noch hüllen sich die grossen Wälder in ihre braunen Kapuzinerkut-
ten. Doch an den Bäumen spriessen die ersten zarten Blättchen, der
Schlehdorn zieht seinen Brautschleier über. Dazwischen leuchtet
der goldene Teppich des Löwenzahns — erst im Tal, dann immer
weiter hinauf, bis über die Baumgrenze der Alpen. Doch wenn sich
die grosse Himmelsleuchte hinter einen Wolkenberg verkriecht,
löschen auch die Löwenzahnflammen ihr Licht und schliessen ihre
Körbchen.
Vertrödeln wir diese herrliche Zeit nicht mit Stubenhocken und der
Frühlingsputzete; das ermüdet und deprimiert. Lassen wir die erwa-
chende Natur auf uns einwirken — eine von ihr grosszügig
geschenkte Schönheitskur, eine Erfrischung auch für die Seele.
Der Löwenzahn braucht keine Beschreibung, wir kennen ihn alle,
obwohl seine Blattformen vielfältig variieren. Er kann noch viel
mehr, als nur Frühlingsgold auf unsere Wiesen zaubern. Auch seine
Heilkräfte sind Gold wert. Er regt die Lebertätigkeit und den Stoffwechsel an, steigert die Galleproduktion und wirkt leicht abführend
und harntreibend. Zu Frühjahrskuren verwenden wir junge Blätter,
auf ungedüngten Wiesen gepflückt, als Salat oder als Beigabe zu
einer Frühlingssuppe. Aus dem frischen Kraut wird auch der
Löwenzahnsaft hergestellt. Für Tee: Einen Esslöffel Kraut mit einer
Tasse kochendem Wasser anbrühen und ziehen lassen. Oder einen
Esslöffel geschnittene Wurzel in eine Tasse Wasser 2—3 Stunden
einlegen, kurz aufkochen, ziehen lassen. 2—3 Tassen pro Tag. Tip für
AHV-Wanderer: Pflücken Sie Ihre Frühjahrskur selbst. Auch das
Bewegen und Bücken regt den Stoffwechsel an.

14

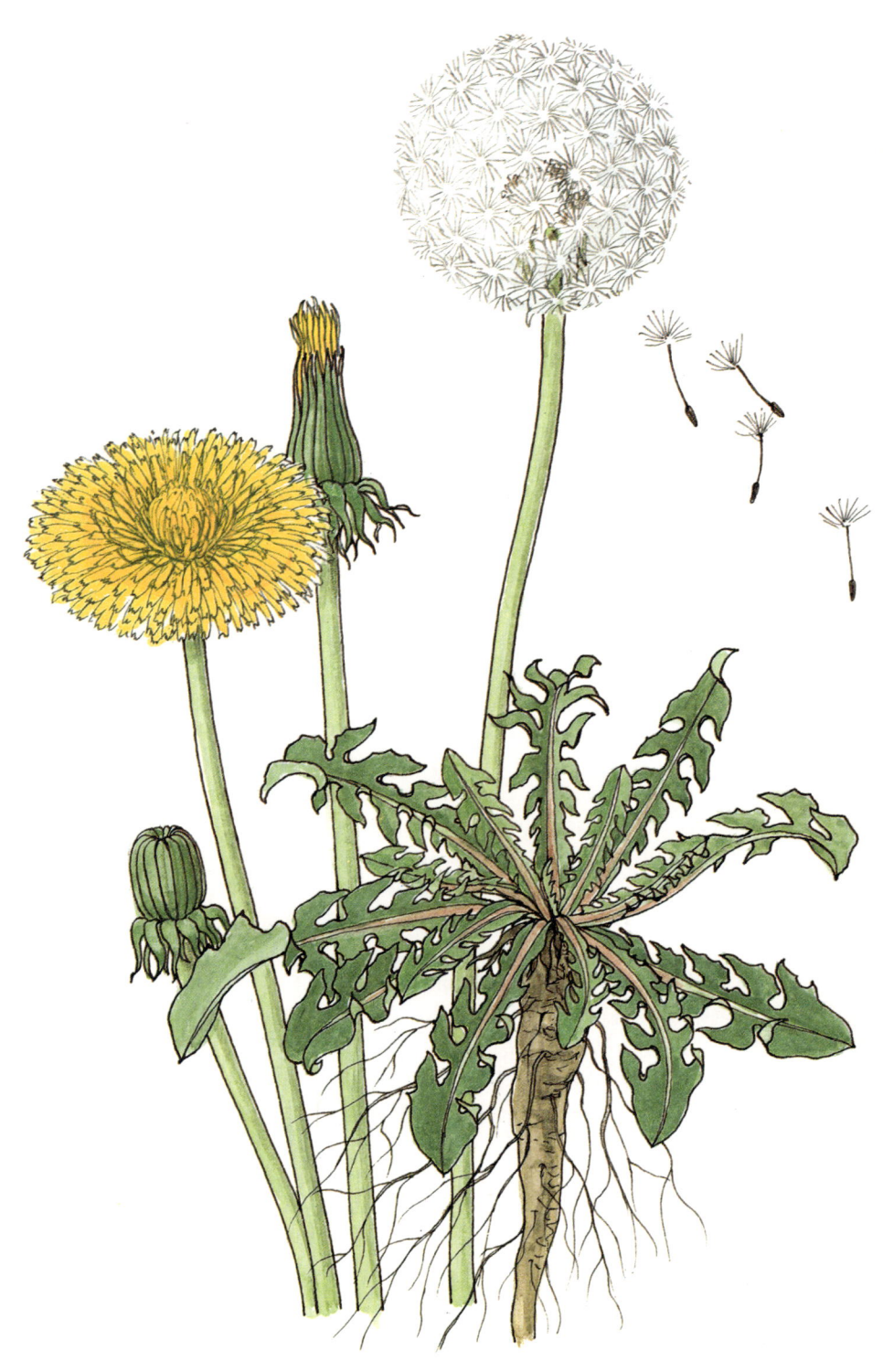

Bärlauch

Allium ursinum
(Liliengewächse)
Wald-Knoblauch
Ail des ours

Erwacht ist die Natur. Aus Auenwäldern und Büschen schmettern die Vögel ihre Frühlingslieder. Frisches Grün in allen Schattierungen bestimmt das Landschaftsbild. An Bachufern und im Unterholz bewaldeter Nordhänge, bis über 1000 m ü.M., breitet sich ein hellgrüner Blätterteppich aus. Die einzelnen Pflänzchen sehen den Maiglöckchen ähnlich. Der Geruch jedoch lässt die Maieriesli rasch vergessen; es duftet kräftig, wenn auch nicht unsympathisch, nach Knoblauch. Man fühlt sich davon angeregt. Kräuterkenner pflücken sich ein Sträusschen der zartesten, länglich-schmalen Blätter, die neben dem kräftigen Aromastoff auch viel Vitamin C enthalten.
Ende April und im Mai spriesst aus der Wurzelknolle ein kantiges Stengelröhrchen, das eine hübsche, weisse Blütenquaste trägt. Doch schon im Juni ist der würzige Duft versprüht, die Pflanze stirbt ab, und Ameisen verschleppen die kleinen schwarzen Samen aus dem Fruchtknoten, damit im nächsten Frühjahr ein neuer Bärlauchteppich grünen kann, unserer Gesundheit zuliebe. Hoffen wir, dass die Bären nicht vor uns den Bärlauch holen — und vor allem nicht gleichzeitig mit uns.
Der Heilkundige schätzt die blutreinigende, blutdrucksenkende und magenstärkende Wirkung. Besser als der Knoblauch desinfiziert das frische Kraut bei Darmstörungen. Beim Trocknen und Lagern der Blätter geht viel von ihrer Heilkraft verloren. Ein Frühlingskraut also, bestens geeignet für Frühjahrskuren, aber immer mit Mass zu verwenden.
Ein Tip für raffinierte Köche: Bärlauchblätter ganz fein hacken, mit Paniermehl mischen, über fertigen Lammbraten streuen und mit heisser Butter übergiessen. Feingeschnittene Bärlauchblättchen bringen auch eine erfrischende Abwechslung in Salate, Suppen, Spinat oder als Streuwürze auf Butter- und Schinkenbrote. Sie duften viel dezenter als Knoblauch.

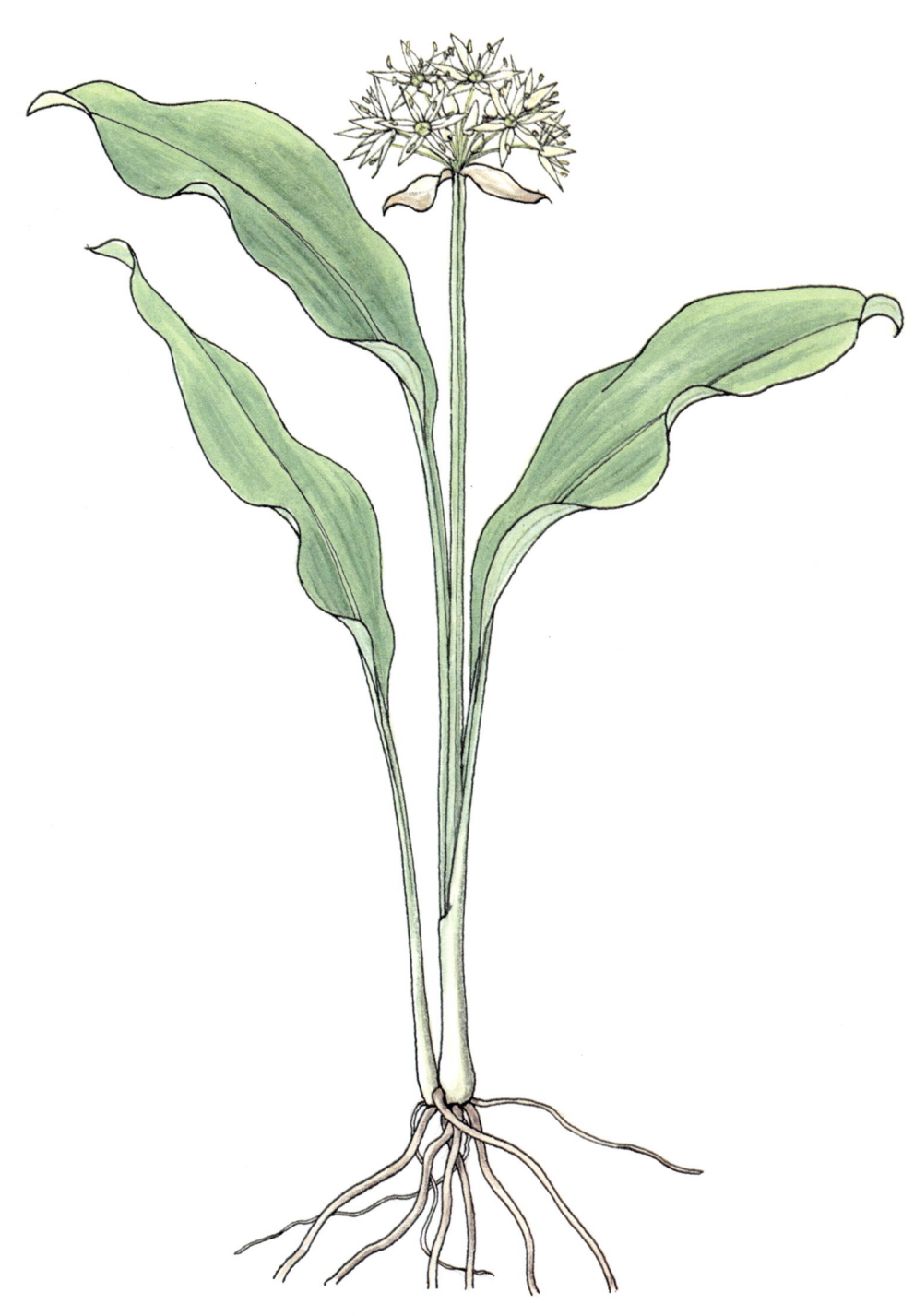

Schlüsselblume

Primula officinalis
(Primelgewächse)
Himmelschlüsseli
Primevère officinale

In meiner Jugendzeit waren die Frühlingsmatten noch mit Tausenden von Schlüsselblüemli übersät. Der Kunstdünger hat sie heute fast völlig aus den Wiesen vertrieben. Auf Magerweiden, an Waldrändern und Bachufern locken sie noch heute kleine und grosse Hände zum Pflücken eines Frühlingssträusschens. Wir kennen sie alle, zieren doch ihre kultivierten Schwestern, die Primeln, in reicher Vielfalt unsere Gärten.
In der Heilkunde verwenden wir zwei Arten: die Frühlingsschlüsselblume mit orangefarbenen, wohlriechenden Blüten und die Waldprimel, schwefelgelb in der Farbe, geruchlos und mit dunkelgrünen Blättern; sie zieht als Standort feuchte Erde vor.
Die Blüten sind reich an Schleimstoffen und Saponin. Der Tee — einen Teelöffel geschnittene Blüten mit einer Tasse kochendem Wasser überbrühen — lindert Husten und Katarrh. Die Abkochung der Wurzeln — ebenfalls einen Teelöffel pro Tasse, 2—3 Minuten kochen und ziehen lassen — enthält mehr Saponin und regt die Nieren zu vermehrter Ausscheidung an.
Warum sich der Schlüsselitee gegen Unruhe, Schlaflosigkeit und Nervenschmerzen oft verblüffend gut bewährt, liess sich bisher aus den gefundenen Inhaltsstoffen nicht erklären. Neueste Forschungen haben aber gezeigt, dass in der Wurzel entzündungshemmende und antirheumatische Wirkstoffe vorhanden sind. Der Tee hat schon vielen Leuten geholfen, von den Kopfwehtabletten loszukommen, bevor sie tablettensüchtig wurden. Bei chronischer Migräne trinke man mehrmals täglich eine Tasse und versuche gleichzeitig, die Tablettendosis schrittweise herabzusetzen. Das Rezept zu einem Kopfwehtee finden Sie auf S. 132. Bei nervösem Hustenreiz trinkt man abends eine Tasse Blütentee, der man einen Kaffeelöffel Melissengeist zugibt; mit Honig süssen. In Präparaten gegen Venenstörungen wird die durchblutungsfördernde Wirkung der Wurzeln genutzt (Bio-Strath).
Darum Hut ab vor der kleinen Frühlingsprimel; sie ist immer bereit zu helfen.

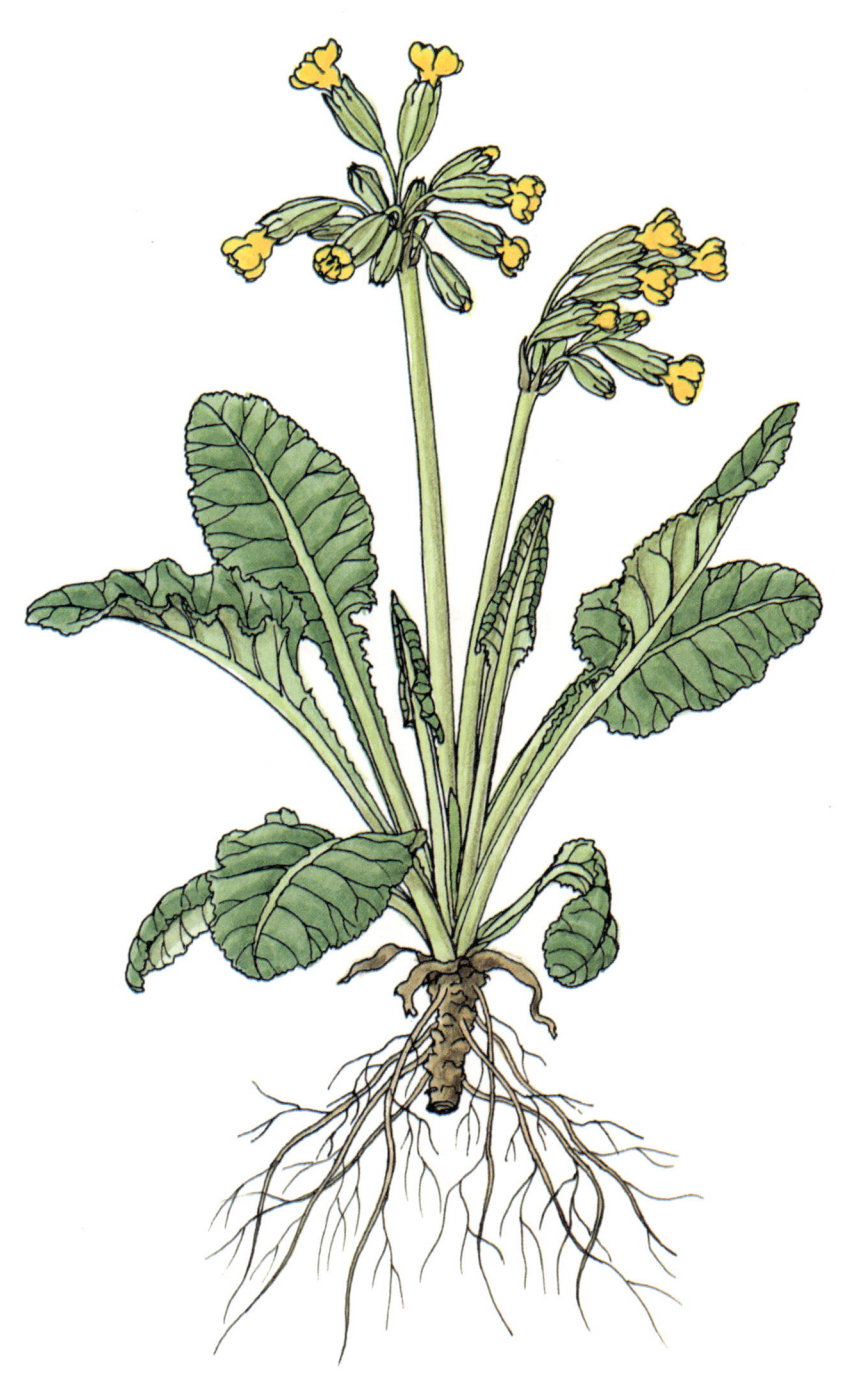

Wallwurz

Symphytum officinale
(Borretschgewächse)
Beinwell
Consoude officinale

Die Wallwurz oder der Beinwell hat in den letzten Jahren neues Interesse und Anerkennung erhalten. Pharmaforscher haben entdeckt, dass die Gesamtheit ihrer Wirkstoffe ein perfektes Heilpflanzenpräparat darstellt, das den Namen Beinwell (zum Wohle des Beins) durchaus rechtfertigt. Einmal mehr wurden Erkenntnisse aus dem Mittelalter wissenschaftlich bestätigt.

Die Pflanze liebt Licht und Feuchtigkeit und treibt aus zahlreichen Wurzelstöcken, Gewässern entlang, in Gräben, Gebüschen und Auenwäldern, ihr üppiges Blattwerk 20–90 cm hoch, saftig-grün, fleischig, behaart. Ihre Verwandtschaft mit Vergissmeinnicht und Lungenkraut ist unverkennbar. Vom Mai bis August, oft gar ein zweites Mal im Herbst, entwickeln sich grüne Stengel mit den glockenförmigen Blüten, die sich in einer üppigen Rispe der Erde zuneigen. Ihre Farbe ist meistens blaulila bis rotviolett, seltener cremeweiss. Etwas Düsteres, Schwermütiges geht von dieser Pflanze aus; man wird sie kaum zu einem Wiesenstrauss pflücken.

Die 1–3 cm dicke und 10–20 cm lange schwarze Wurzel ist innen milchigweiss und sehr schleimig. Dieser Schleim enthält Zucker, Gerbstoff, Kieselsäure und zwei wundheilende Bestandteile – eine ideale Kombination von Heilkräften gegen Entzündungen, Geschwüre und Blutungen, welche die Heilung lädierter Knochen- oder Hautgewebe bei Verstauchungen, Verrenkungen und Quetschungen beschleunigt.

In vielen Bauerngärten hat die Wallwurz ein Plätzchen als Nothelfer. Die frische, gereinigte und zerquetschte Wurzel wird als Brei auf Krampfadern, schlecht heilende Beinwunden und die obenerwähnten Gebresten aufgelegt. Das Pulver oder ein Kaltwasserauszug aus der getrockneten Wurzel (einen Esslöffel Pulver in einer Tasse Wasser 4–5 Stunden einlegen) kann in gleicher Weise verwendet werden. Auch Fertigpräparate stehen zur Verfügung. Gleichzeitig nimmt man innerlich Wallwurztropfen.

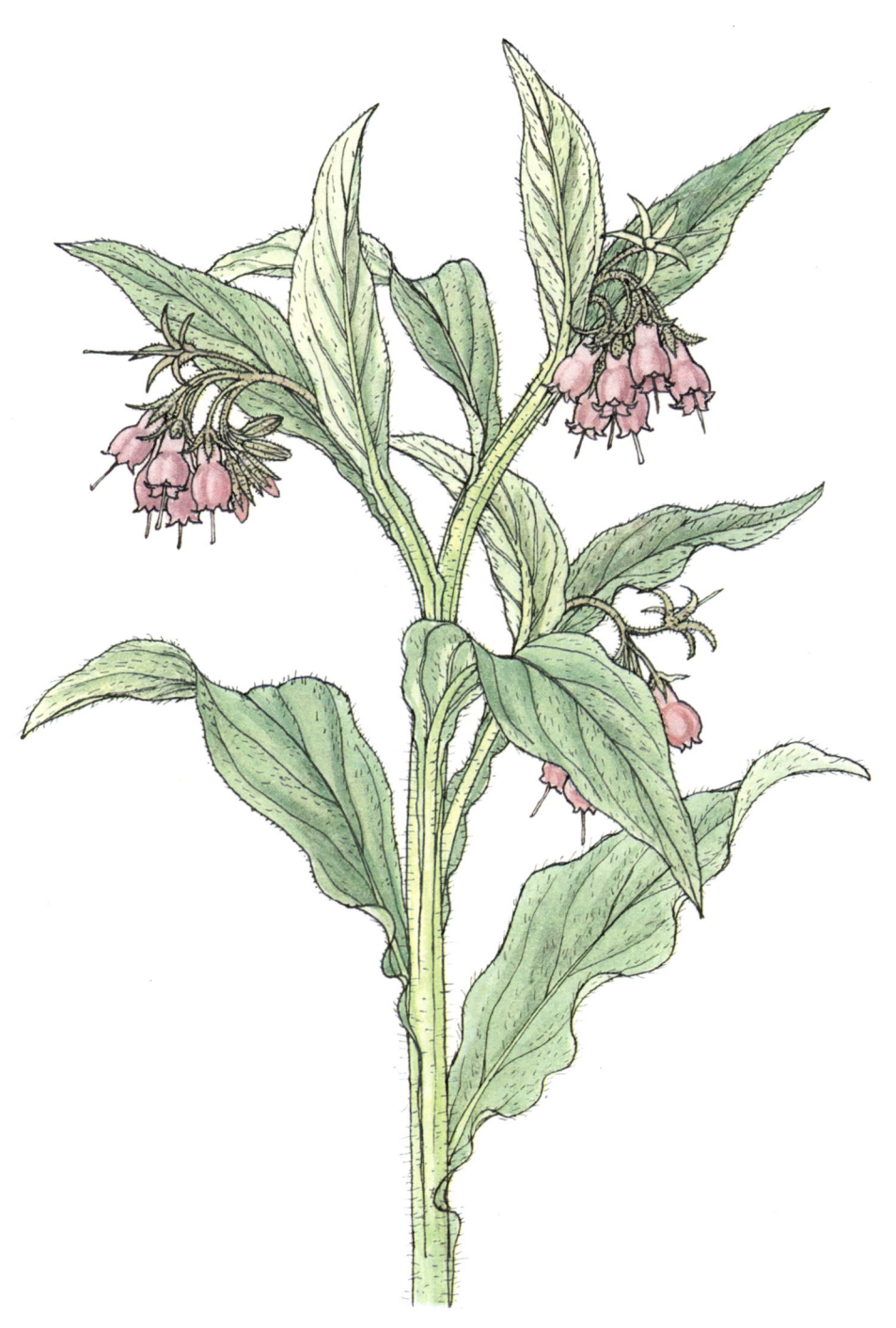

Spitzwegerich

Plantago lanceolata
(Wegerichgewächse)
Spiesskraut
Plantain lancéolé

Von unseren Wegericharten interessiert den Kräuterkundigen am meisten der Spitzwegerich. Unser verehrter Kräuterpfarrer Künzle schätzte noch mehr den Alpenwegerich.
Die Wegeriche sind Wegelagerer. Kaum ein Feldweg, den sie nicht einsäumen, und selbst zwischen Räderspuren halten sie sich hartnäckig — zum Leidwesen der Ziergärtner aber auch im feinstgepflegten Parkrasen. Der Rasenmäher kann gegen sie nichts ausrichten, sie biegen ihre elastischen Blütenstengel und stehen wieder auf.
Der Wegerich ist winterhart. Aus tiefer Pfahlwurzel schmiegt sich die Rosette aus parallelnervigen Blättern flach an den Boden und sichert sich so die Bodenfeuchtigkeit. Der Blütenstengel wird 14–45 cm hoch, die alpine Form nur 8–12 cm, und trägt eine hübsche Ähre mit kleinen gelben oder, beim Mittelwegerich, rosaroten Blüten. Der Wegerich blüht vom Mai bis zum Herbst.
Beide Wegericharten schätzen wir als sehr wirksam gegen Husten, Heiserkeit, Lungenleiden, Asthma. Der Tee fördert besonders gut den Auswurf bei verschleimten Bronchien. Die Blätter enthalten Schleim, Gerbstoff, Zucker, Kieselsäure, und neuerdings hat man sogar einen antibiotischen Wirkstoff festgestellt. Dies erklärt die vielseitige, fast wundertätige Heilkraft, auch gegen Darmkatarrh, Durchfall und zur Blutreinigung. Frische, zerquetschte Blätter lindern als Kompresse Entzündungen der Augen oder der Haut. Dies alles wussten unsere Urahnen seit eh und je. Der Weg zum Spitzwegerich war näher und billiger als jener zum Doktor oder zum Drogisten. Sie wussten auch, dass man die Blätter etwas abseits der Strasse an sauberen Wegen sammeln musste.
Für eine Tasse Tee übergiesst man einen Esslöffel geschnittene Blätter mit kochendem Wasser und lässt dies fünf Minuten ziehen. Junge, zarte Blättchen können Frühlingssalaten oder Spinat beigemischt werden.

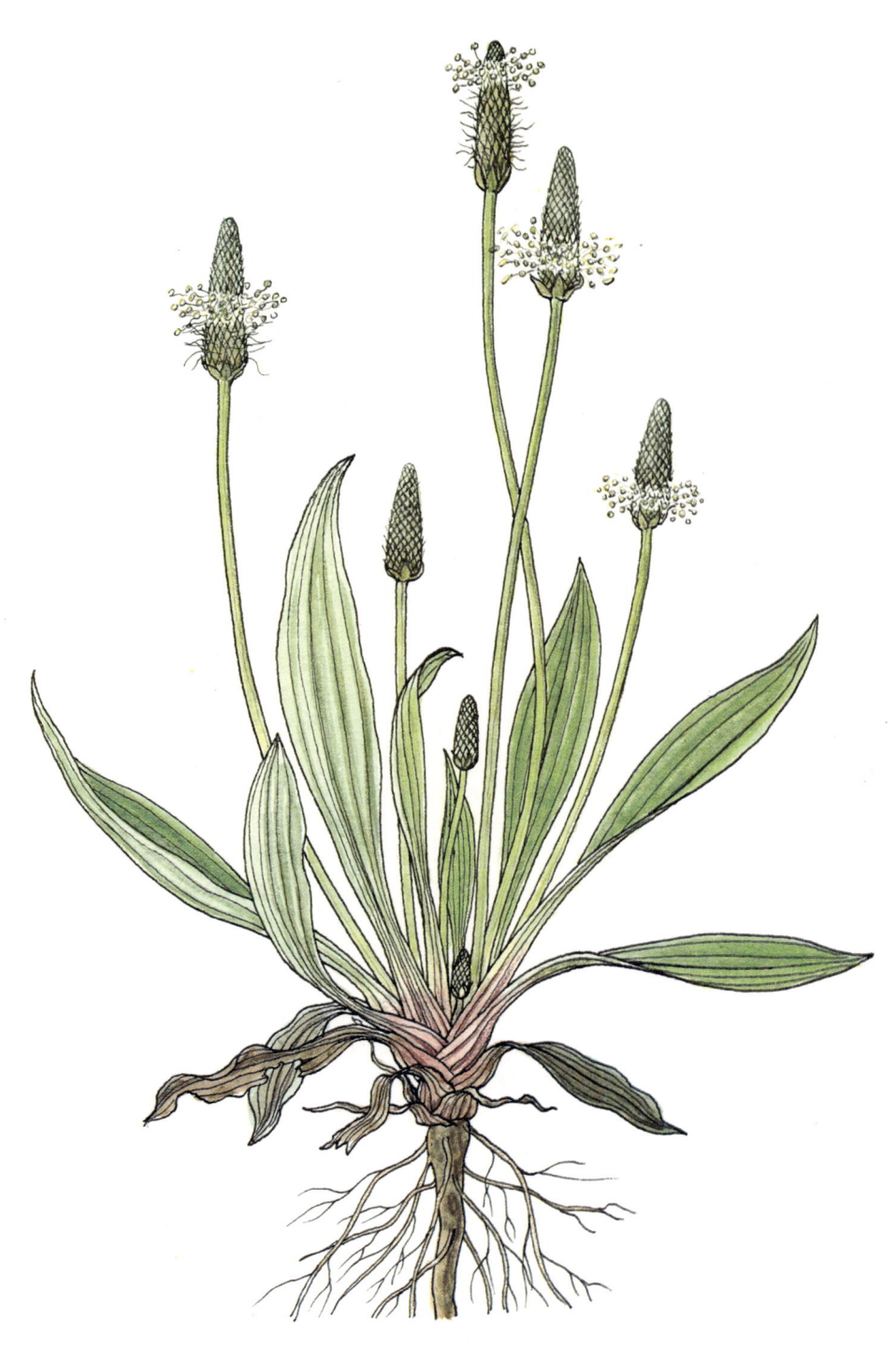

Gänsefingerkraut

Potentilla anserina
(Rosenblütler)
Ansérine
Herbe aux oies

Ohne Unkräuter wäre unsere Erde wahrscheinlich an vielen Orten leer und langweilig, denn sie bedecken und zieren mit ihren Blättern Brachland, unbebaute Flächen, die sonst versanden würden.
So ein Unkraut, die Anserine mit den glänzend-grünen, hübsch gefiederten Blättern und den goldgelben Rosenblüten, wäre längst eine Gartenzier, würde sie nicht so üppig wuchern. Weil man sie meistens bei Hühnerhöfen und auf Gänsewiesen findet, erhielt sie den Namen Gänsefingerkraut. Die Botaniker zählen sie zu den Fingerkräutern, den Potentillen. Von den 34 Arten erkennt man die Anserine am unpaarig gefiederten Blattwuchs.
Die Anserine ist voller Kraft und Lebenslust. Sie treibt in allen Richtungen Ausläufer, die bald anwurzeln, neue Blattrosetten bilden und oft grosse Flächen überdecken. Wir begegnen ihr bis auf 1600 m ü.M., blühend vom Frühling bis Ende Sommer.
Auch von dieser Pflanze — obwohl sie seit Jahrhunderten gebraucht wird — wissen wir noch wenig über die Wirkstoffe. Es sind Gerbstoffe, etwas Bitterstoff und Pflanzenfarbstoffe. Wir kennen aber die Heilwirkung. Der Tee — einen Teelöffel Kraut mit einer Tasse Wasser aufkochen — wirkt gegen Durchfall, leichte Blutungen, Weissfluss und krampflösend bei Monatsbeschwerden. Meistens wird das Kraut mit anderen Heilpflanzen gemischt verwendet, ebenfalls für Leber- und Blasenbeschwerden.
Die Heilpflanzenkunde schätzt aus der Potentilla-Gattung noch weitere Arten, nämlich das Fingerkraut (Potentilla reptans), die Blutwurz oder Tormentill (Potentilla erecta, siehe Seite 38) und, als echtes Bergkind, das Goldfingerkraut (Potentilla aurea). Die Fingerkräuter, erkennbar an den fünflappigen Blättern (Fünffinger) und den gelben «Rosenblüten», zieren Mauern, Gräben, Ödplätze und in den Bergen felsige Abhänge bis 2500 m ü.M. Sie enthalten viel Gerbstoff und fördern die Heilung bei Entzündungen auf Wunden und Schleimhäuten.

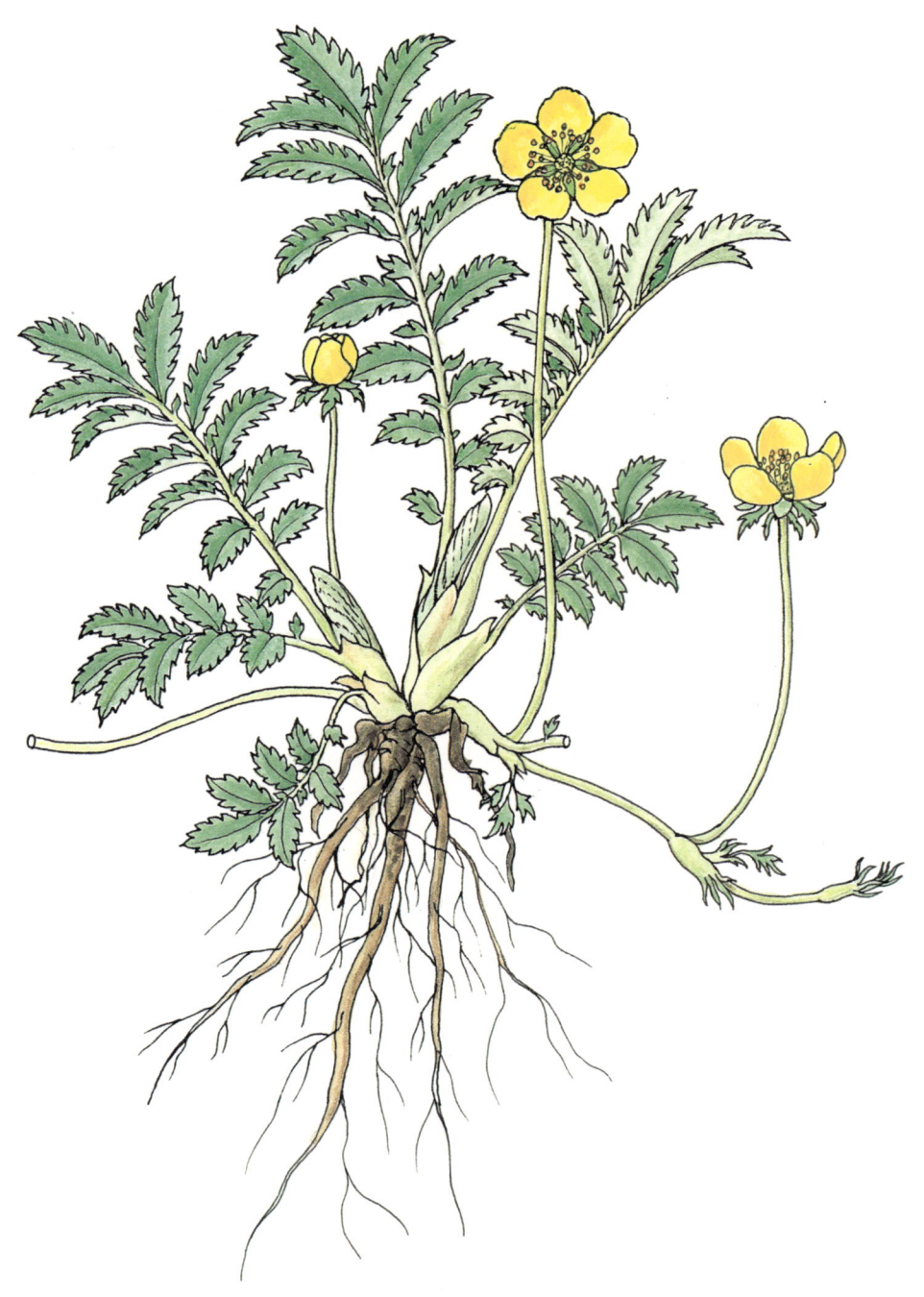

Bitterklee

Menyanthes trifoliata
(Enziangewächse)
Fieberklee
Trèfle des marais

Wenn Sie Bitterklee suchen wollen, finden sie ihn nicht in einem Kleeacker. Nur seine dreiteilige Blattform erinnert an den Wiesenklee. Er ist aber mit den Enzianen verwandt, und das bedeutet Bitterstoff, bittere Heilkraft. Sammeln Sie ein paar Blätter für den Hausgebrauch, mehr nicht. Bitterklee steht unter Pflanzenschutz, damit sich auch unsere Kinder noch an ihm erfreuen können.
Der Bitter-, Fieber- oder Sumpfklee braucht Wasser und Feuchtigkeit. Wir finden ihn in Sümpfen, an Seeufern und Teichen bis in alpine Regionen. Sein kräftiger Wurzelstock hält sich im Moorboden, braunrote Triebe spriessen dicht unter der Wasserlinie und heben die kräftiggrünen, wachsglänzenden Blätter sowie im Mai—Juni die Blütentriebe in die Luft. Sie tragen am Stengelende die rosa angehauchten Blüten in dichten Trauben. Ein wunderschönes Dekor natürlicher Ufer, oft in Gesellschaft mit der rosaroten Kukkuckslichtnelke, dem goldgelben Hahnenfuss und dem blauen Vergissmeinnicht. Im Alpengebiet gesellen sich noch die Mehlprimel, die Trollblume und das Fettkraut dazu.
Mit dem obengenannten Stichwort «bittere Heilkraft» ist die Wirkung des Bitterklees bereits angedeutet: Magenmittel, Verdauungshelfer. Natürliche Bitterstoffe — in Magenbitter und Apéritifs, gesünder und billiger in Bittertees wie Wermut, Tausenguldenkraut oder eben Bitterklee — sind die Tröster bei «chronischer Magenfülle», für Vielesser. Die Heilkraft des Fieberklees reicht jedoch noch weiter. Was immer uns auf den Magen schlägt, Ärger im Geschäft, Verdruss daheim, wenn eine fiebrige Erkältung oder ein Unwohlsein die Lebensfreude hemmt, helfen ein paar Tassen Tee aus Bitterklee: einen Teelöffel Kraut mit einer Tasse kochendem Wasser übergiessen, fünf Minuten ziehen lassen, ungesüsst trinken. Zucker macht den Tee nicht besser, beeinträchtigt aber die Wirkung. In fünf Sekunden ist die Bitternis im Magen und hilft — das ist wichtig. Für einen weniger bitteren Magentee finden Sie ein Rezept auf Seite 133.

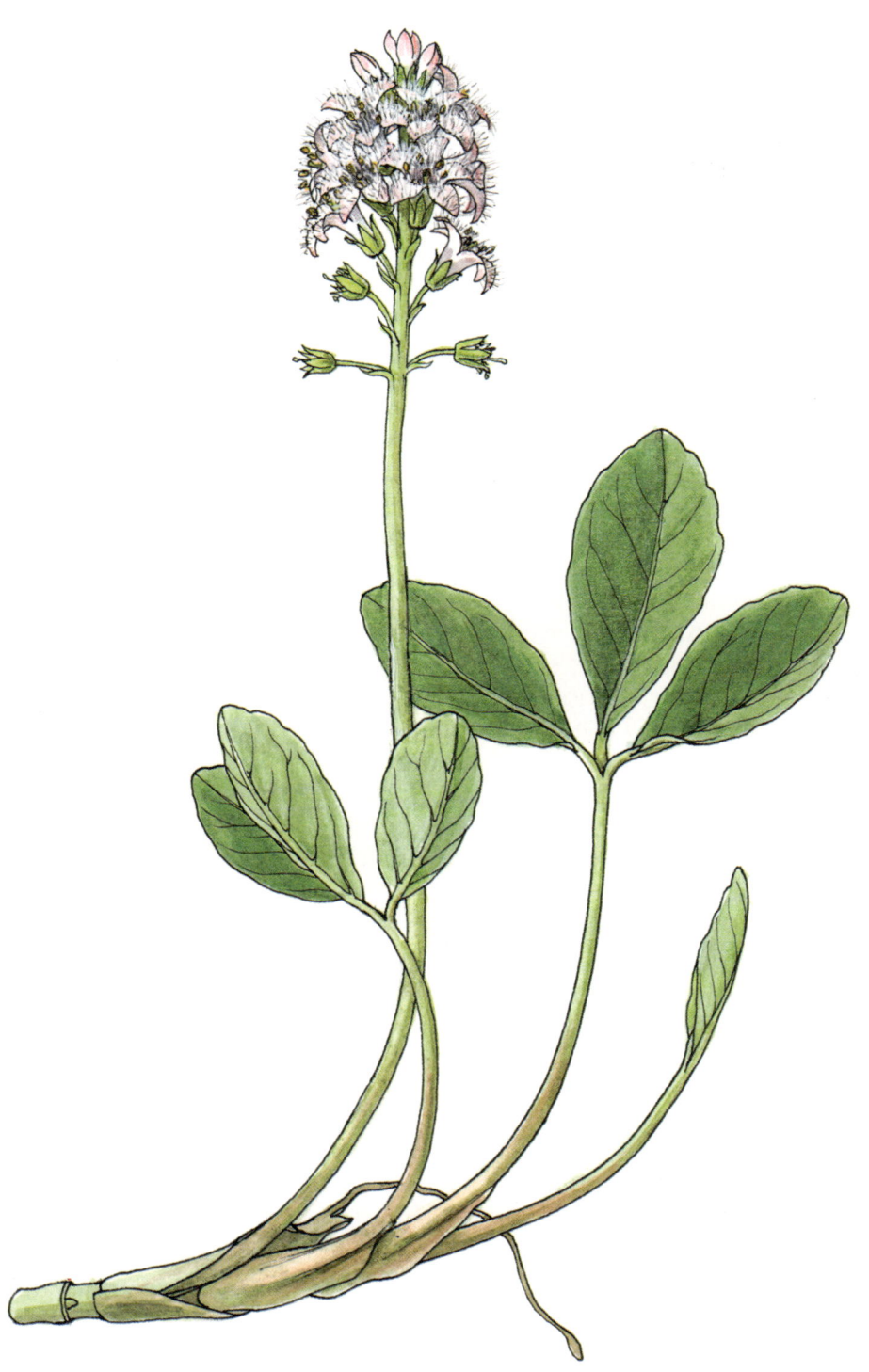

Hängebirke

Betula pendula
(Birkengewächse)
Bouleau

Zu den beliebtesten Bäumen nördlicher Länder zählt die Birke. Ihre elegante Form, die weissleuchtende Rinde, die rötliche Färbung von Jungholz und Zweigen, das alles macht sie zur graziösen Königin unter den Bäumen.

Ob sich die Birke rauhreifbehangen am verschneiten Bach zeigt oder zu Ostern, geziert mit dem ersten Blattgrün, im üppigen Sommerkleid oder im leuchtenden Goldschmuck der Herbsttage, immer beleben und erhellen ihre Farbakzente die Landschaft. Schon durch den Anblick wirkt dieser Baum heilsam. Oft in grösseren Beständen, markiert er Seeufer und Flussläufe und gibt Auenwäldern, Mooren und Heidelandschaft das Gepräge. Früh im Frühling drängen die Pollenkörner aus den von ihren Zweigen hängenden Kätzchen und werden vom Wind verweht. Unscheinbar grün, ebenfalls in Form von Kätzchen, sind die weiblichen Blüten da. Ihre Samen, winzige, an Flugmembranen hängende Nüsschen, trägt der Wind ebenfalls mit sich fort.

In der modernen Pflanzenheilkunde sind die Wirkstoffe der Birke, vor allem der Blätter, sehr geschätzt. Sie enthalten Saponine, d.h. schaumbildenden Stoff, ferner Gerbstoff, ätherisches Öl und Harze. Sie wirken harntreibend, ohne die Nieren zu reizen, und desinfizieren die Harnwege. Man trinkt mehrmals täglich eine Tasse Tee – ein Teelöffel geschnittene Blätter wird mit einer Tasse kochendem Wasser angebrüht. Vielen Rheuma- und Nierenteemischungen sind die Blätter beigefügt. Ein Präparat aus Birkenblättern, das Birkenelixier, regt den Stoffwechsel an und fördert die Ausscheidungen. Man nimmt es, verdünnt mit Wasser, als vorzügliche Frühjahrskur für jung und alt. Wenn im Frühjahr der zuckerhaltige Saft kraftvoll durch den Stamm in die Zweige aufsteigt, wird der Birkensaft gewonnen und zu Haarwasser verarbeitet. Ein Rezept auf Seite 135.

Die Birke, dieser ewig junge Baum, spendet uns die Kräfte der Verjüngung, der Erneuerung und des Aufbaus.

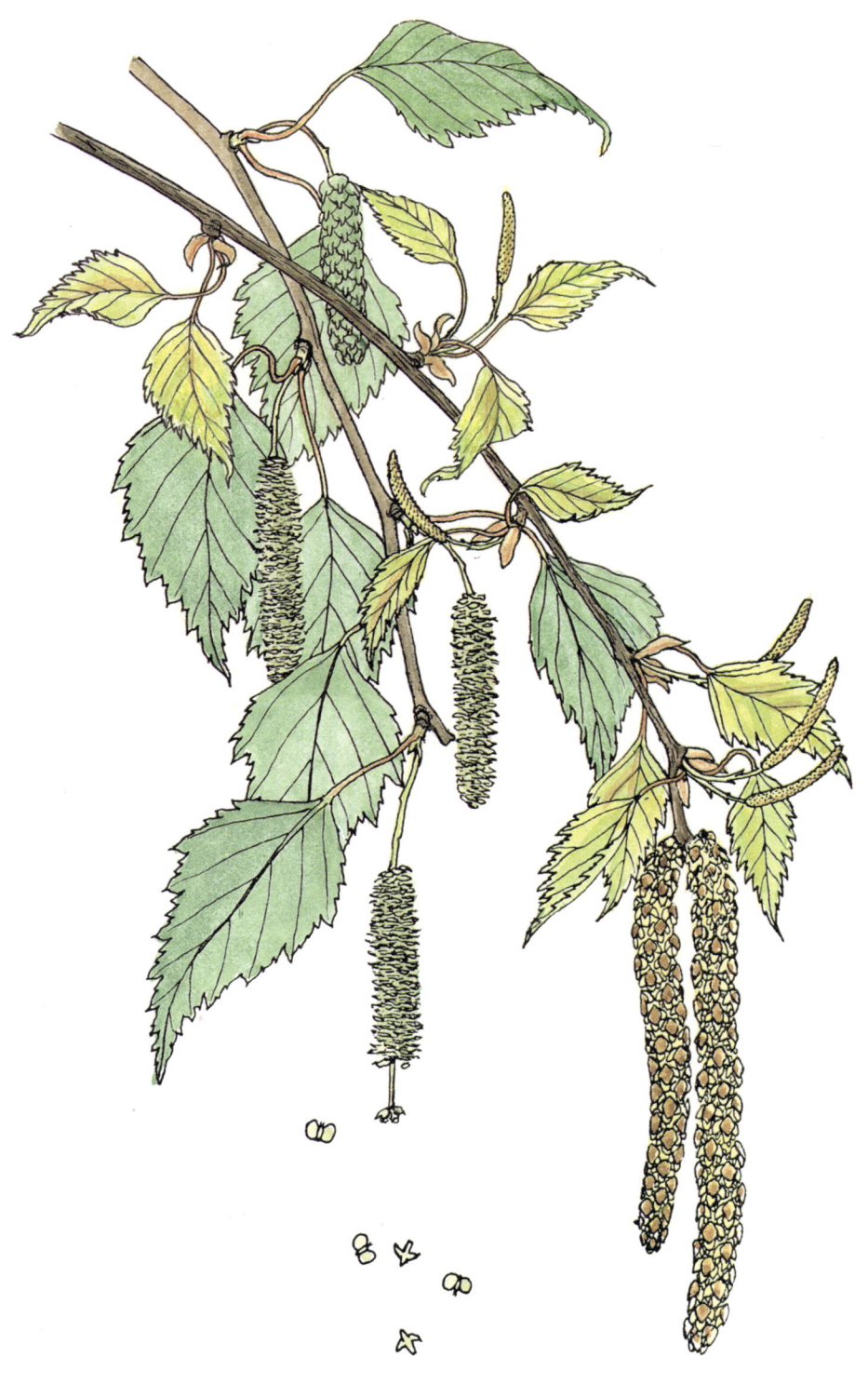

Seifenkraut

Saponaria officinalis
(Nelkengewächse)
Waschkraut
Saponaire officinale

Würden diese kräftigen, rosa angehauchten Blütensterne an Wegrändern und Dämmen fehlen, wäre der freiwachsende Sommerflor
eintönig. Wirklich — das tapfere Seifenkraut lässt sich an Strassenrändern durch Staub, Motorabgase und Ölgestank nicht verdrän-
gen. Noch immer gibt es der sommerlichen Natur, oft mit grossen
Beständen, das Gepräge.
Aus stark verzweigten Wurzelstöcken spriessen die runden, oft
etwas rötlich angehauchten Stengel mit schmalen, längsgenervten
zugespitzten Blättern. Die sehr hübschen Blütenkronen, zartrosa bis
karminrot, stehen auf länglichen Kelchen am Stengelende und in
den oberen Blattachsen. Alles dies sind Merkmale der Nelkenfami-
lie; nur im Duft ist das Seifenkraut viel bescheidener.
Der Name Seifenkraut lässt ahnen, wozu die Pflanze früher diente.
Ich erinnere mich noch sehr gut, wie Hausfrauen in den Mangelzeiten des Ersten Weltkrieges ihre Wäsche mit Seifenkrautwurzeln
wuschen. Die ausgegrabenen Wurzeln wurden sauber gewaschen,
getrocknet, zerkleinert und dann zu einer Waschlauge gekocht; sie
schäumte richtig und reinigte absolut «gewebeschonend».
Die Pflanze enthält vor allem Saponin, Pflanzensäuren, Zucker und
in den Blättern auch Vitamin C. Der Schaumbildner Saponin «rei-
nigt» auch im Organismus. Das Seifenkraut regt die Stoffwechselor-
gane, Leber und Nieren an und wirkt auch auf die Bronchien aus-
wurffördernd. Der Tee dient auch zu Kompressen bei Hautausschlä-
gen, wenn Seife nicht vertragen wird. Die Zubereitung: einen Esslöffel geschnittene Wurzeln in einem halben Liter Wasser eine
Stunde einlegen, aufkochen und ziehen lassen. Meistens verwenden wir aber die Wurzel in Teemischungen.
Nach Prof. Dr. H. Flück, Zürich, soll das kleine Seifenkraut (Saponaria ocymoides) ähnlich wirken. Es bildet an Weinbergmauern, Felsen und Geröllhalden schöne Polster mit purpurleuchtenden Blüten, vor allem in südlichen Alpentälern, wo es (bis 2200 m) recht
häufig aus der alpinen Flora leuchtet.

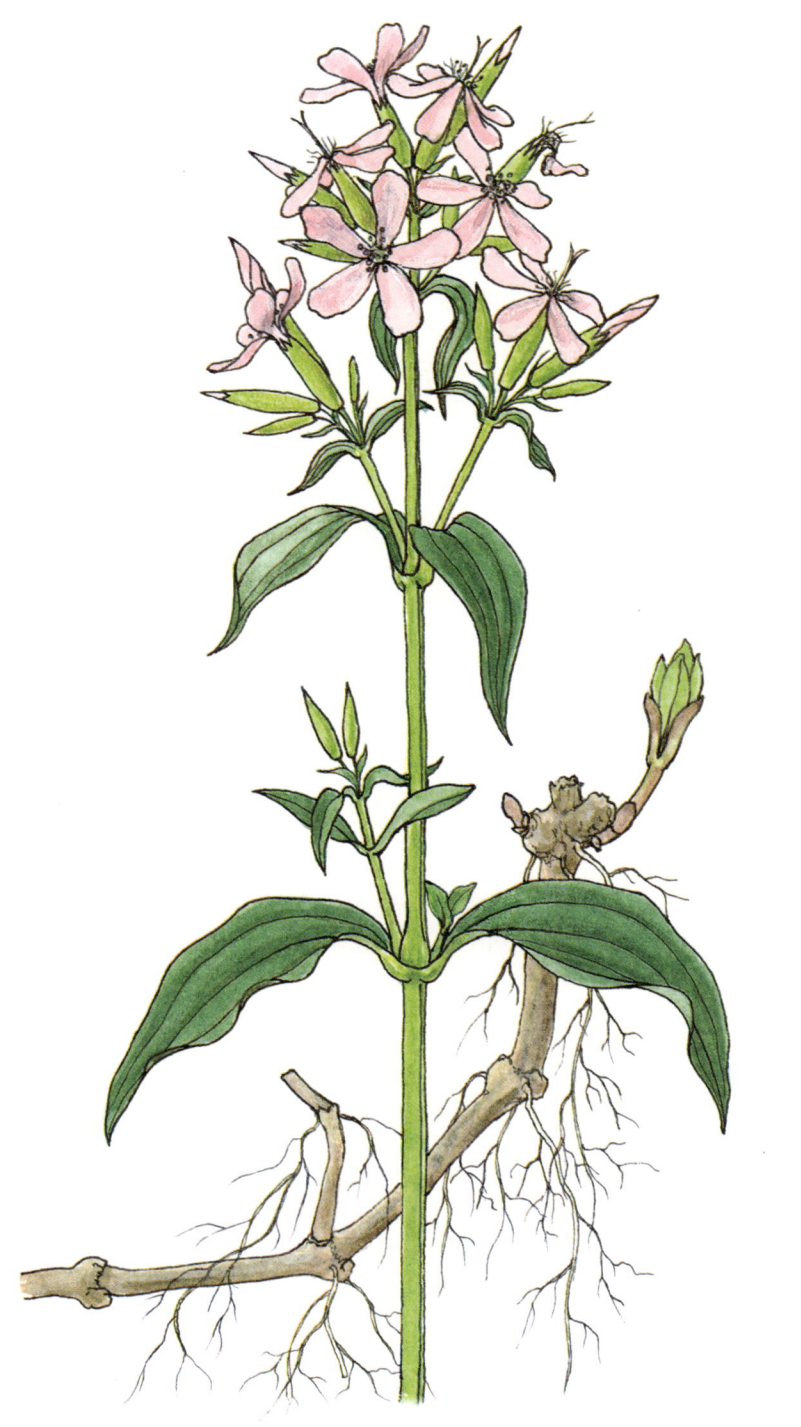

Sanikel

Sanicula europaea
(Doldenblütler)
Heildolde
Sanicle

Für den Naturfreund ist es immer ein besonderes Erlebnis, wenn er eine bisher unbekannte Pflanze findet. Auch mir erging es so, vor vielen Jahren. In einem Buchenwald nach Eierschwämmen suchend, stand ich plötzlich in einem Blütenteppich. Was mochte das sein? Ich grub eine Pflanze samt Wurzelstock aus, um sie zu Hause zu bestimmen. Es war Sanikel. Ich schloss auf immer Freundschaft mit der stillen Waldschönheit und konnte mit ihr vielen hundert Menschen helfen.

Der Sanikel liebt schattige, kühle Wälder von der Ebene bis auf 1 200 m und bildet meistens grosse Teppiche. Die Wurzelstöcke sind ausdauernd. Die langgestielten, sattgrünen drei- bis fünflappigen Blätter ähneln dem Hahnenfuss, glänzen aber stark auf der Unterseite. Um Verwechslungen zu vermeiden, sammelt man sie zur Blütezeit. Die 20–40 cm hohen Blütenstengel tragen eine hübsche Doldenkrone mit kleinen weissen, rosafarbig angelaufenen Blüten. Obwohl der Sanikel bei den hohen Häuptern der Medizin nicht ernstgenommen wird, weil seine Wirkstoffe wenig erforscht sind, hat er schon unzählige Menschen vor schlimmen Leiden bewahren können. Bei schlecht heilenden Wunden kann man über die Wirkung oft staunen. Die Abkochung des Krautes, einen Esslöffel pro Tasse Wasser, verwenden wir zu warmen bis heissen Umschlägen auf Aissen, Geschwüren, offenen Beinen, zu Mundspülungen bei Zahnfleischentzündungen, die dreifache Menge auch zu Bädern bei Hautentzündungen.

Im Zweiten Weltkrieg war das Kraut Mangelware. Da gehörte es zu unseren Sonntagsvergnügen, mit Rucksack und Kocher in die Jurawälder zu steigen, um Sanikel zu pflücken. Im Schatten wurde das Sammelgut getrocknet und die Ernte am Abend nach Hause getragen. Wir trugen die Bürde mit Freuden und ohne Ängste, nicht wie jene Zeitgenossen, die ihre Sonntagswanderung zur Jagd auf rationierte Mangelware (Eier, Speck, Butter) benutzt hatten.

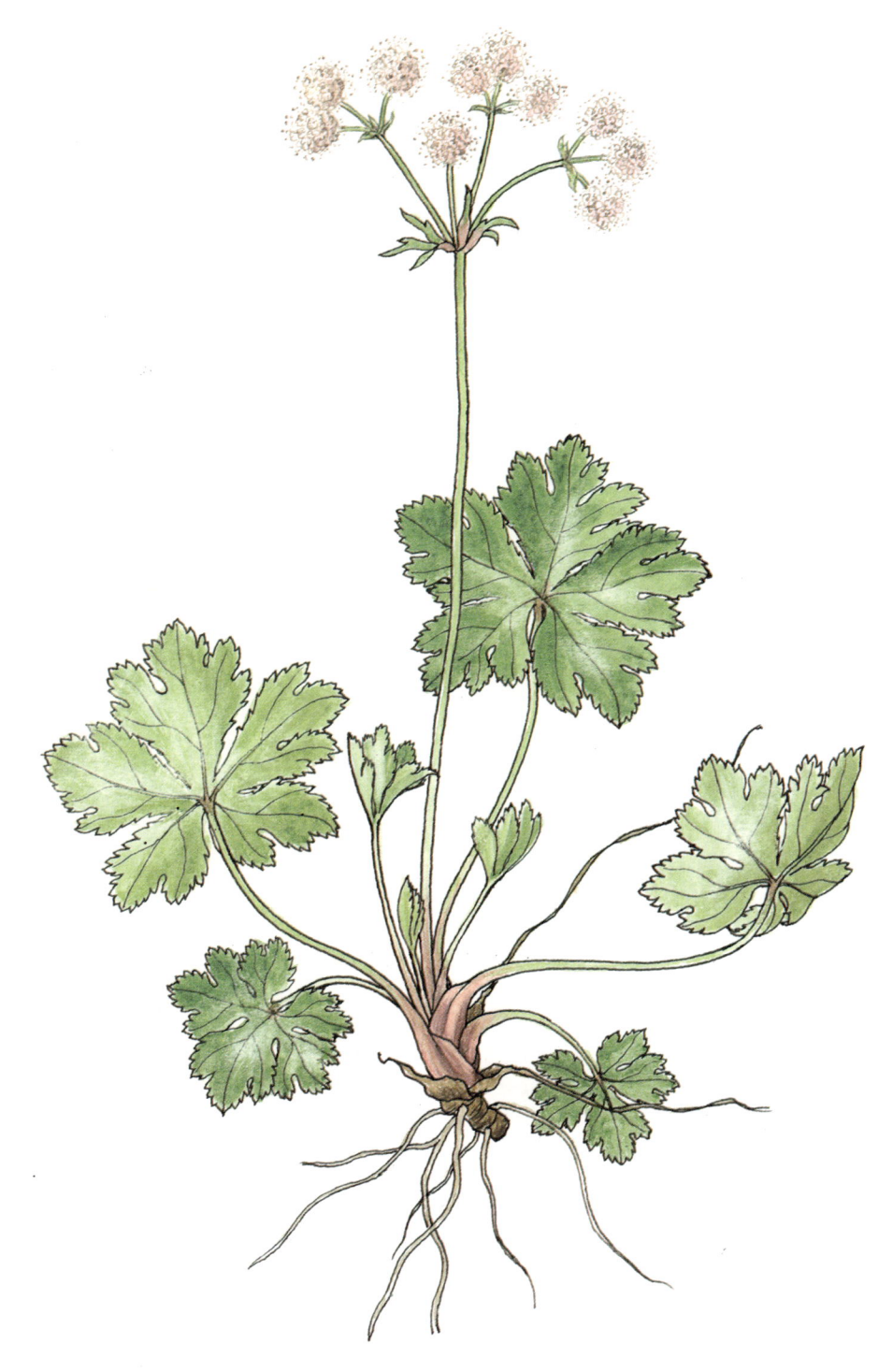

Faulbaum

Frangula alnus
(Kreuzdorngewächse)
Pulverholz
Bourdaine aune

Der unfreundliche Name für diese so wichtige Heilpflanze leitet sich vom fauligen Geruch der frischen Rinde ab. In der Wirkung ist sie durchaus nicht faul, sondern sehr aktiv, wenn ein träger Darm angeregt werden soll.

Der holzige, bis 8 m hohe Strauch wächst in Auenwäldern, Moorgebieten, Sümpfen und an Fluss- und Seeufern. Von andern Sträuchern ist er leicht zu unterscheiden an den weissen Punkten auf der dunkelbraunen bis schwarzen Rinde. Ende April treiben die ovalen, an der Oberseite glänzenden und mit einer zierlichen Nervatur geschmückten Blätter. Die kleinen, unscheinbaren Blüten von weissgrünlicher Farbe wachsen aus den Blattachsen hervor, bescheiden, aber doch recht hübsch. Im Sommer reifen die kugelrunden Beeren, erst grün, dann rot und im Reifezustand glänzend blauschwarz. Sie sind für Menschen giftig und bleiben so den Vögeln reserviert, die sie gerne verzehren.

Der Faulbaum liefert uns mit seiner Rinde eine sehr wertvolle Droge mit komplizierten Wirkstoffen. Sie regen den Dickdarm zu vermehrter Tätigkeit an und ebenso die Gallensekretion. Die Faulbaumrinde ist in den meisten Abführtees enthalten, aber auch in vielen Fertigpräparaten. Sie sind angenehm zum Einnehmen und wirken mild, ohne Kolik. Wer gegen chronische Verstopfung anzukämpfen hat, schätzt Faulbaumpräparate, da sie den Darm relativ wenig reizen. Trotzdem ist es ratsam, darmanregende Mittel ab und zu zu wechseln und auch an verdauungsfördernde Ernährung zu denken. Oft genügt es schon, die leider stopfende Schokolade und den Schwarztee aus der Alltagskost zu streichen und Feigen, Dörrpflaumen und Vollkornbrot zu essen, um die Verdauung zu regulieren.

Überlassen wir also die Ernte und Zubereitung der Faulbaumrinde, die erst nach richtiger Lagerung verarbeitet werden darf, den Fachleuten. Das soll uns nicht hindern, uns am Anblick des stattlichen Strauches zu erfreuen. Ein Rezept für Abführtee steht auf Seite 133.

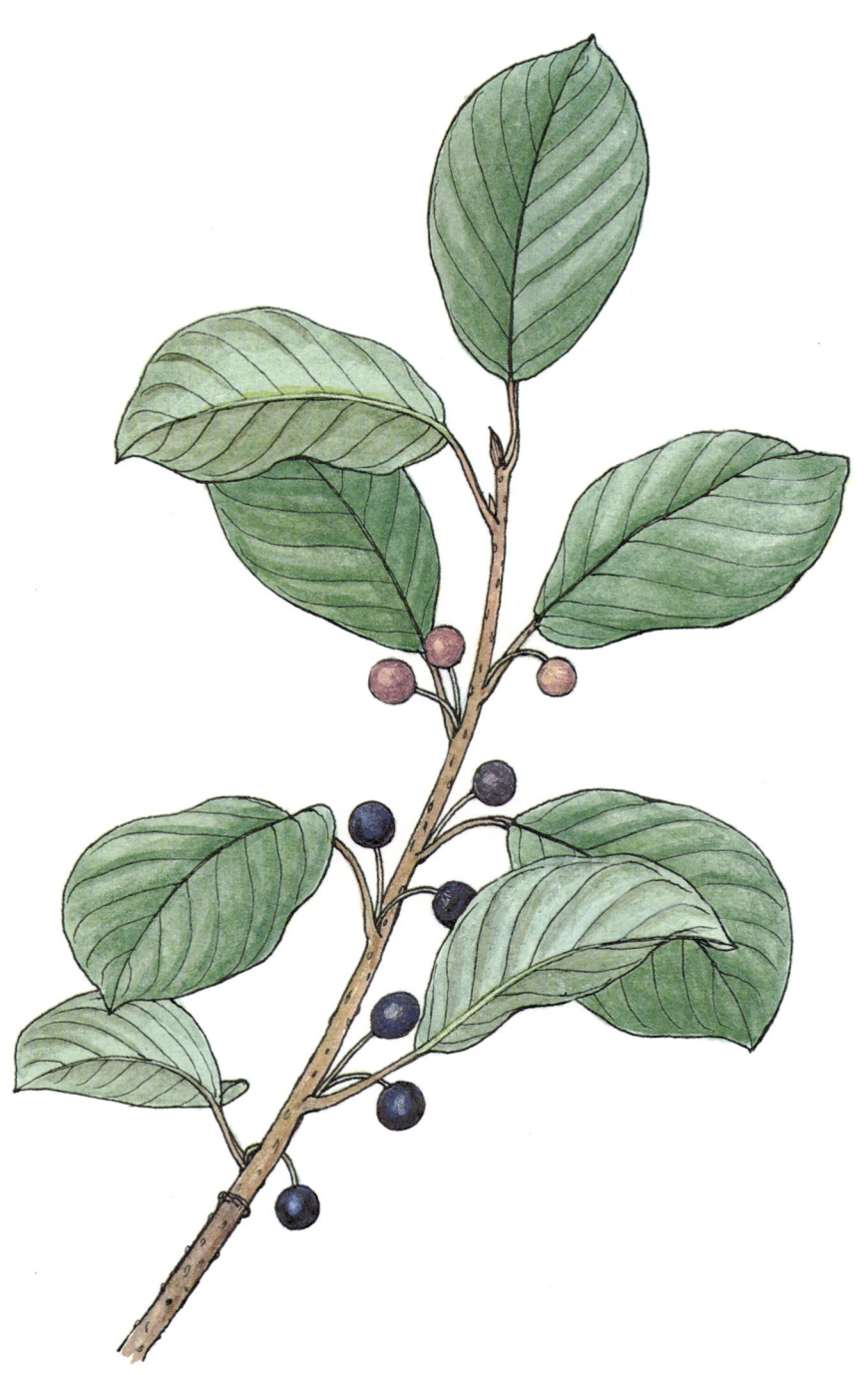

Storchschnabel

Geranium Robertianum
(Schnabelkräuter)
Ruprechtskraut
Géranium, Herbe à Robert

Die hellen, feinziselierten Fiederblättchen an rot angelaufenen Stengeln scheinen über dem Braun der Walderde zu schweben. Auch an Hecken, Gebüschen und Wiesenrändern steht der Storchschnabel und hebt seine pastellfarbenen Blütensterne den spärlichen Sonnenstrahlen entgegen. Im Hochsommer bilden sich die schnabelförmigen Fruchtknoten, einem Storchenschnabel ähnlich. Die Pflanze blüht den ganzen Sommer bis in den Spätherbst, auch in alpinen Bergwäldern. Die Botaniker kennen 17 verschiedene Geranienarten; einige riechen herbaromatisch. Unsere Gartengeranien sind entfernte Verwandte.
Schon als neunjähriger Bub erlebte ich die Heilwirkung des Storchschnabels. Mit einem trockenen Ekzem (Psoriasis) sollte ich ins Kantonsspital Lausanne eingeliefert werden. Meine Mutter erhielt von Bekannten den Rat, mich im Absud von Storchschnabelkraut zu baden. Ich kannte das Kraut, es wuchs in der Nähe unseres Hauses. Bald hatte ich grosse Büschel davon gesammelt und trug sie in die Waschküche. Im Waschherd wurde der Tee gekocht und in einem Holzzuber das Bad zubereitet. Vier Wochen lang nahm ich täglich so ein Bad von 15—30 Minuten Dauer. Schon nach den ersten Bädern stellten wir eine deutliche Besserung fest, und nach einem Monat war das Übel geheilt. Der Storchschnabel hatte einen Spitalaufenthalt von mir abgewendet. Mit 17 Jahren bekam ich wieder einen Ekzemschub. Jetzt aber konnte ich mir rasch selber helfen.
In meinen vierzig Drogistenjahren erlebte ich immer wieder erstaunliche Wirkungen mit Storchschnabeltee bei Ekzemen und anderen Hautleiden. Wenn auch seine Wirkstoffe noch ungenügend bekannt sind (Gerbstoff, Bitterstoff, ätherische Öle), bin ich doch überzeugt, dass dieses Kraut noch einige Geheimnisse birgt.
Wie alle Gerbstoffdrogen lassen wir das Kraut — einen Esslöffel mit einem halben Liter Wasser kalt ansetzen — erhitzen und kochen es 2—3 Minuten. Es dient zu Bädern und Kompressen bei Hautleiden und schlecht heilenden Wunden. Innerlich: 2—3 Tassen gegen Durchfall und Wassersucht. Ein Rezept für Ekzemtee steht auf Seite 134.

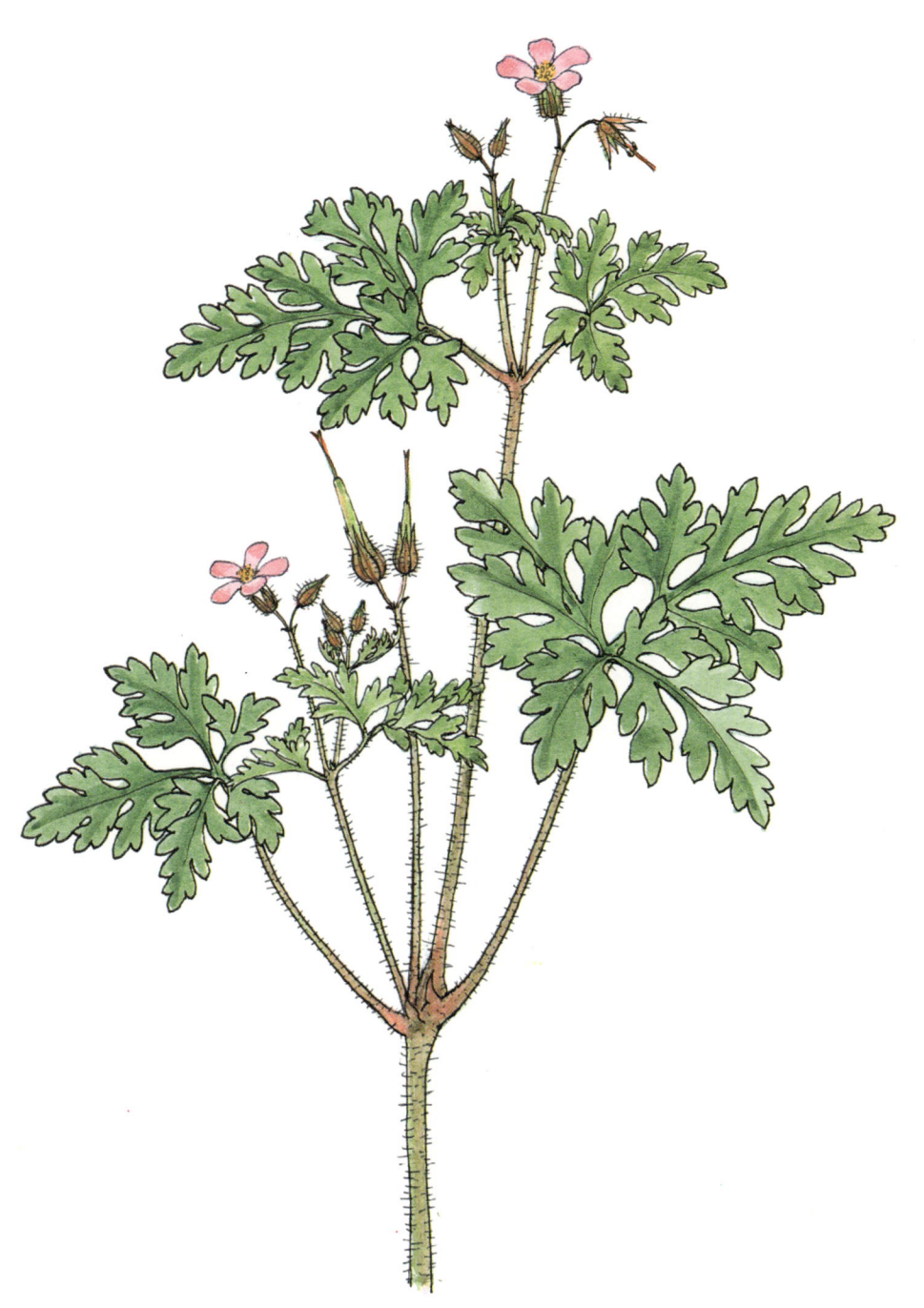

Blutwurz

Potentilla erecta
(Rosenblütler)
Tormentill
Tormentille

Was sind die Rosengewächse doch für eine vielfältige Pflanzenfamilie. Mit über 2000 Arten zeigen sie uns eine wunderbare Harmonie im Aufbau der Pflanze, der Form der Blätter und der Blüten — in der kleinen, kaum handhohen Blutwurz ebenso wie in den beerentragenden Sträuchern (Himbeere, Brombeere) und den Obstbäumen (Apfel, Birne). In ihren Organen finden wir immer Zucker als wachstumsförderndes Element sowie den wachstumshemmenden, zusammenziehenden Gerbstoff, begleitet von stoffwechselanregenden, ätherischen Ölen.

Die Blutwurz, bescheidener Zwerg in der grossen Familie, ist eine der über 30 Potentilla-Arten, den Fingerkräutern, die vorwiegend gelbe Blüten tragen. Nur wenige blühen rosarot oder weiss, fast alle mit fünf und mehr Kronblättern. Die Blutwurz begnügt sich mit vier. Die tiefeingeschnittenen, gezähnten Blättchen sitzen direkt an reichverzweigten Stengeln. Die Pflanze bildet ganze Teppiche auf feuchten Wiesen, bis auf 2400 m Höhe.

Der fingerförmige Wurzelstock mit dunkelbrauner Rinde und rotem Holz hat bestimmt die Kräutermänner der Antike zum Namen Blutwurz inspiriert. Es ist ein Name mit doppelter Bedeutung, denn Blutwurz wirkt auch blutstillend. Wir zählen sie zu den starken Gerbstoffdrogen, die Zucker und Harz nur als Begleitstoff enthält. Sie ist wirksam gegen hartnäckigen Durchfall; eine Messerspitze Blutwurzpulver soll mit etwas Tee oder Rotwein mehrmals täglich eingenommen werden. Zur Teezubereitung kochen wir einen Teelöffel geschnittene Wurzel mit einer Tasse Wasser auf und lassen dies etwa acht Minuten leicht kochen. Bei starken Monatsblutungen trinkt man dreimal träglich schluckweise je eine Tasse. Gegen Verbrennungen, Sonnenbrand und Hämorrhoiden sind Kompressen mit dem Tee wirksam. Zahnfleischblutungen und Entzündungen der Mundschleimhaut werden mit 30 Tropfen Tormentilltinktur, in einem halben Glas Wasser zum Spülen, gestillt.

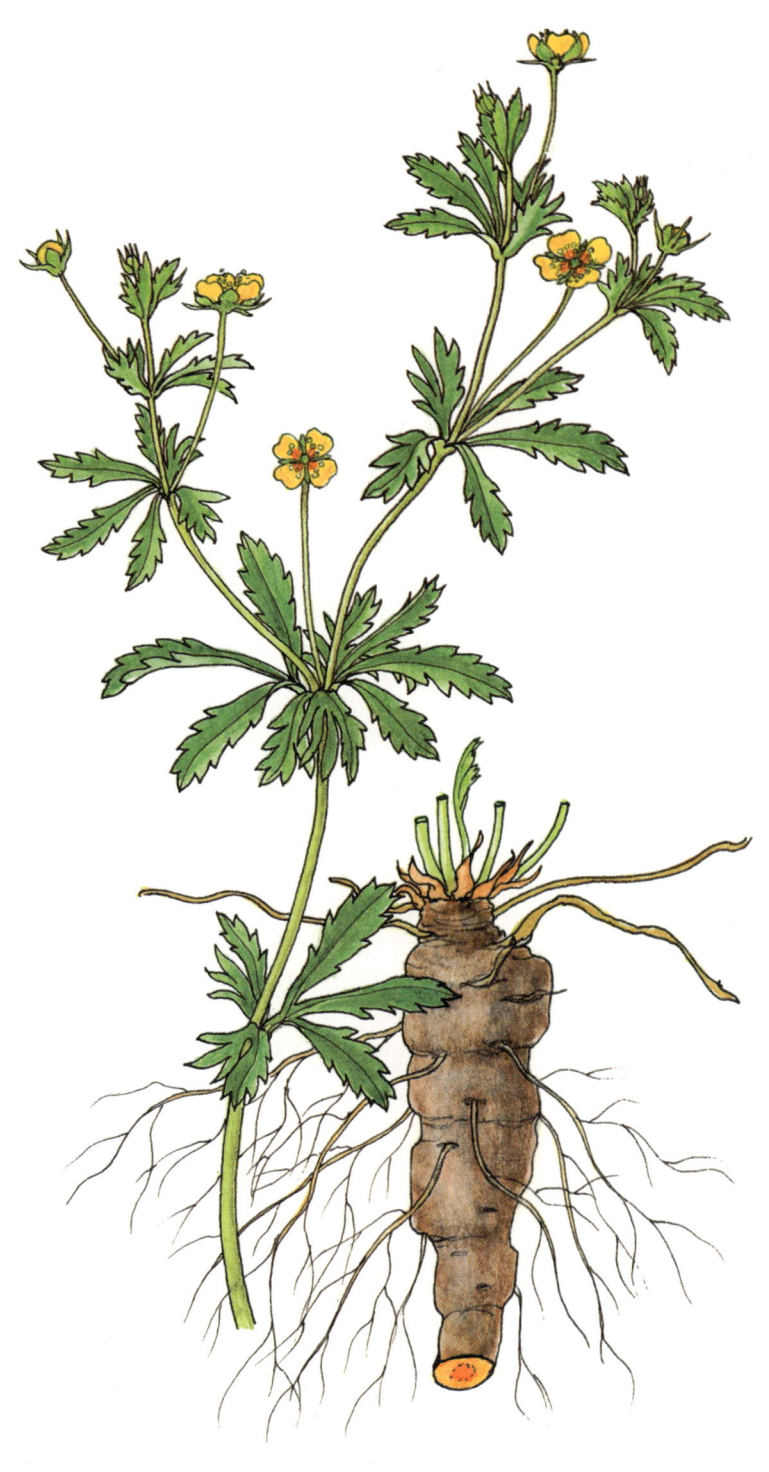

Brennessel

Urtica dioica
(Nesselgewächse)
Nesselkraut
Ortie dioïque

Schon vor siebzig Jahren hat Kräuterpfarrer Johann Künzle (1857–1945), der verdiente Pionier der Naturheilkunde, geschrieben: «Würde die Brennessel nicht brennen, wäre sie längst ausgerottet.» Warum? Weil in diesem unbeliebten Unkraut viele wichtige Aufbaustoffe vorhanden sind: Mineralsalze, vor allem Eisen und Magnesium, Pflanzensäuren, Chlorophyll, das Blattgrün, in den frischen Blättern Vitamin C und das Nesselgift, das auf der Haut brennt.

Mit uns Menschen meint es die Brennessel gut. Wenn irgendwo ein Haus gebaut wird, bietet sie ihre Nachbarschaft an und möchte mit den Bewohnern auf ihre Weise Freundschaft schliessen. Sie wächst überall, die kleine Art (urtica urens) mehr in den südlichen Tälern, und jedermann kennt sie. Aber viel zuwenig kennen wir ihre inneren Werte. Alles an ihr ist kostbar und brauchbar.

Die Blätter wirken blutreinigend und blutbildend, wassertreibend und magenstärkend. Wir nehmen dreimal täglich eine Messerspitze Blätterpulver mit etwas Wasser während 3–4 Wochen. Oder den Tee: Einen Teelöffel geschnittene Blätter mit einer Tasse kochendem Wasser anbrühen; dreimal täglich. Die Wurzeln enthalten mehr Mineralsalze und wirken harnsäurelösend. Wir geben sie oft in Teemischungen gegen Rheuma und in homöopathischen Präparaten. Das Rezept zu einem Nieren-Blasen-Tee mit Brennesselblättern finden Sie auf Seite 134.

Die jungen Brennesselblätter sind für Frühjahrskuren wärmstens zu empfehlen, besonders für blutarme, schwächliche junge Leute. Man sammle etwas wählerisch dort, wo kein Staub hinkommt und nicht alle Hunde aus der Nachbarschaft das Bein heben. Als Beigabe zu Spinat schmecken die Blätter delikat. Aus Frischblättern wird auch der käufliche Brennessel-Presssaft hergestellt.

Das Brennessel-Haarwasser enthält alkoholische Auszüge aus der Wurzel. Hobbybotaniker wird es interessieren, dass die grosse, mehrjährige Brennessel die weiblichen und männlichen Blüten auf getrennten Pflanzen trägt; die kleinere Art trägt die Blüten ebenfalls getrennt, aber auf derselben Pflanze; sie ist nur einjährig.

40

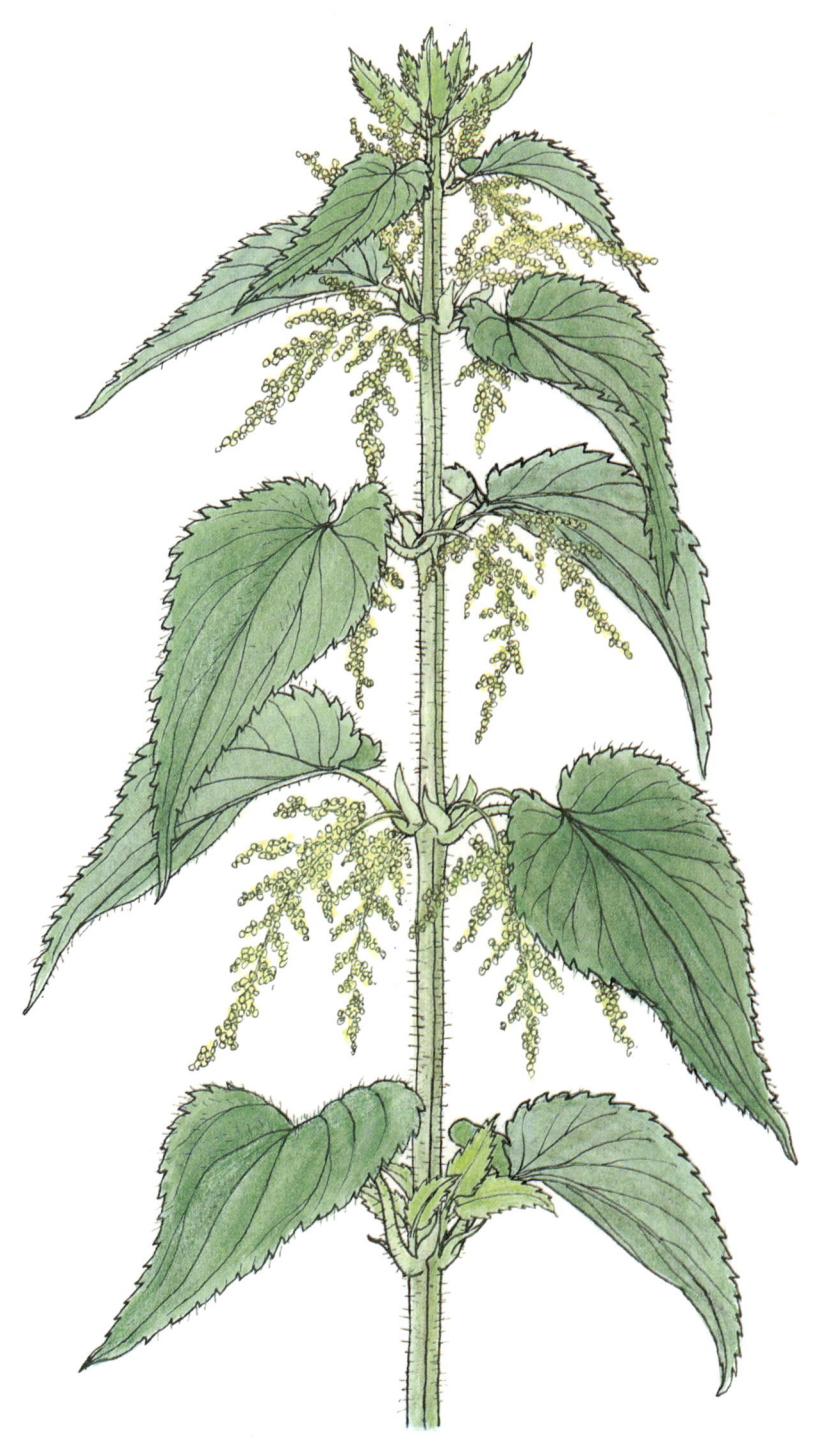

Weissdorn

Crataegus oxyacantha
(Rosengewächse)
Hagedorn
Aubépine épine blanche

Doppelt dankbar sollten wir diesem Strauch sein. Wo er in Hecken, an Waldrändern, an Bach- und Flussufern steht, leuchten im Frühling vielhundertfach seine Blütensterne in Trugdolden wie ein weisses Hochzeitskleid in die Landschaft. Und wenn der Sommer zu Ende geht, sind es die scharlachroten Früchte, die wie Rubine aus dem Blattwerk funkeln.

Als ich vor bald fünfzig Jahren die Drogistenlehre absolvierte, sprach man noch nicht von dieser wichtigen Heilpflanze, obschon bereits die griechischen Ärzte um die Werte des Weissdorns gewusst haben. Das Wissen verstaubte irgendwo und ging verloren. In den letzten dreissig Jahren konnte die medizinische Forschung seine herzstärkende Wirkung genau ermitteln.

Der Weissdorn erfreut unser Herz durch seinen Anblick und seine Heilkraft. Ein typisches Rosengewächs, bildet er üppige Hecken von 6–8 m Höhe. Er entfaltet im Frühling ein so reiches Laubwerk mit gelappten, herzförmigen Blättern, dass die Äste und dornigen Zweige kaum sichtbar sind. Jetzt können Blätter und Blüten gesammelt werden. Die roten Früchte sind viel kleiner und rundlicher als die Hagebutten und stehen büschelweise an langen Stielen. Sie schmecken herbsäuerlich und werden zur Herstellung von Weissdornpräparaten verwendet.

Die ausgezeichnete Wirkung bei Herzbeschwerden ist heute der Wissenschaft bekannt und doch – wie bei vielen anderen Heilpflanzen – noch immer rätselvoll. Die komplizierten Wirkstoffe beruhigen und entkrampfen bei nervösen Herzbeschwerden, regulieren aber auch zu hohen oder zu niedrigen Blutdruck. Im Gegensatz zu starkwirkenden und teilweise giftigen Herzmitteln können Weissdornpräparate über lange Zeit angewendet werden. Langzeitkuren sind speziell bei altersbedingter Herzschwäche zu empfehlen. Die Präparate mit genau dosierten Extrakten sind dem Tee vorzuziehen. Ein Rezept für Herz-Kreislauf-Tee befindet sich auf Seite 133.

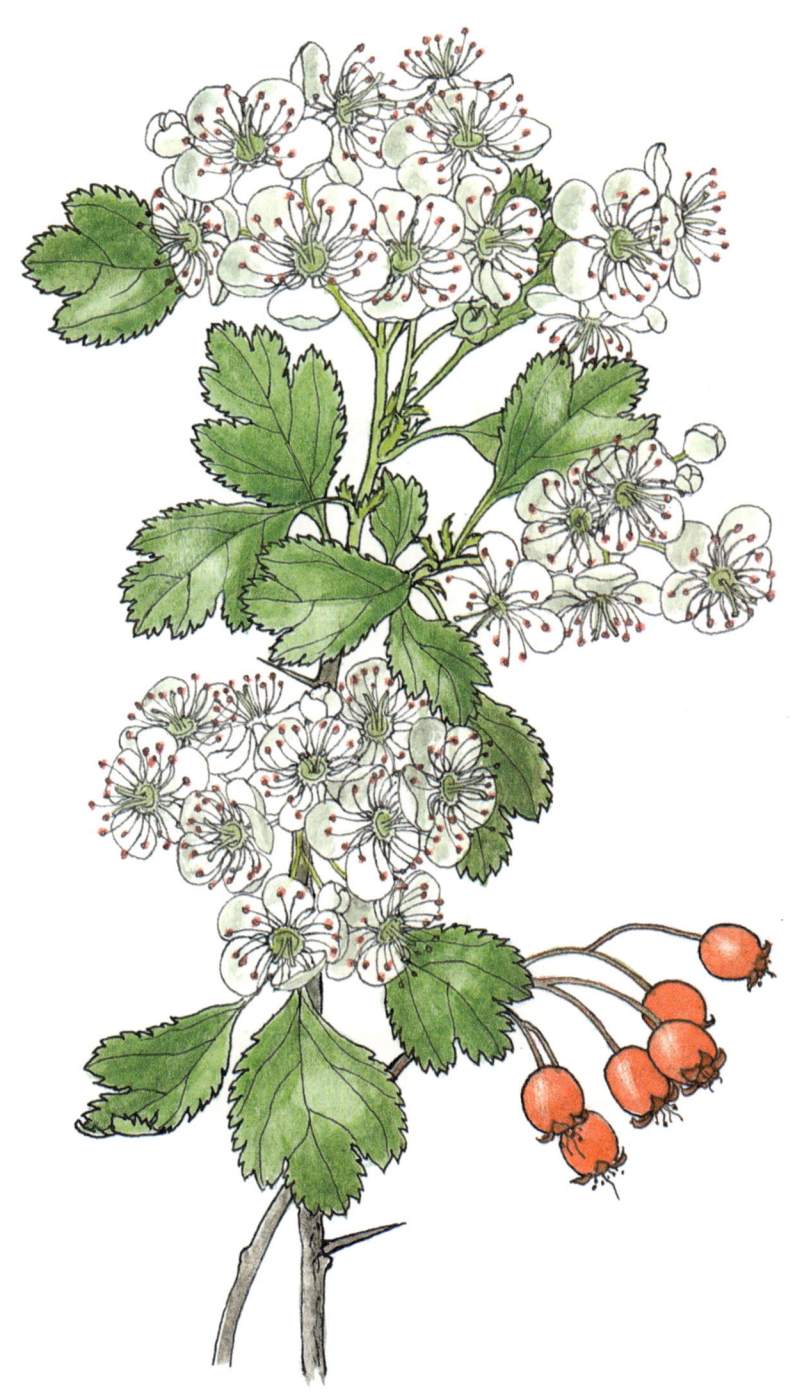

Stiefmütterchen

Viola tricolor
(Veilchengewächse)
Wilde Dänkeli
Pensée des champs

Der intensiven Bodennutzung — lies Unkrautvertilgung — müssen
wir es anlasten, dass heute viele Pflanzen nur noch in den Büchern
vorkommen. Von 1300 Pflanzenarten, die um die Jahrhundert-
wende im Aargau registriert wurden, sind heute 300 verschwunden.
Bald als seltene Raritäten begrüssen wir heute den leuchtendroten
Klatschmohn, die königsblaue Kornblume, die violette Kornrade,
den Frauenspiegel und auch das Ackerstiefmütterchen, die alle früher so wunderschön mit dem Goldgelb der Kornäcker kontrastier-
ten.
Wir erleben diese Pracht fast nur noch auf Bergäckern, zum Beispiel
in Alpentälern. An Feldwegen entlang hat sich das Stiefmütterchen
noch am zähesten gehalten. Ihr unbändiger Lebenswille lässt sie
jedes Jahr wieder neu spriessen. Je nach Gegend dominiert die
weisse, gelbe oder blaue Farbe bei den üblicherweise dreifarbigen
(tricoloris) Blüten. Unverkennbar ist es die Urmutter der Garten-
dänkeli.
Ein sparriger Stengel trägt länglich-ovale, leicht gesägte Blättchen
und an den Stengelenden die typischen Veilchenblüten. Wir sammeln das blühende Kraut und lassen es, lose geschichtet, im Schatten trocknen. Es hat uns viele Heilkräfte zu bieten: blutreinigende
und den Stoffwechsel anregende Saponine und Bitterstoffe, ferner
gegen Fieber und Rheuma wirkende Salicylverbindungen. Besonders bewährt hat sich der Stiefmütterli-Tee gegen Hautausschläge,
auch bei Säuglingen (Milchschorf). Wir lassen einen Esslöffel
geschnittenes Kraut mit einer Tasse Wasser aufkochen und fünf
Minuten zugedeckt ziehen. Säuglingen gibt man 2—3 Kaffeelöffel
des Tees in den Schoppen, und man wäscht die betroffenen Haut-
stellen zwei- bis viermal täglich mit dem Tee ab. Bei starken Hautentzündungen, als Folge von Allergien, wirken Kompressen mit
Stiefmütterli-Tee reizmildernd.
Ich kann mich noch gut an unsere gute, alte Hebamme im Dorf
erinnern, die den jungen Müttern immer wieder diesen Tee empfahl.
Viele Kinderärzte würden es begrüssen, wenn unsere jungen Mütter
sich an dieses bewährte Hausmittel erinnerten.

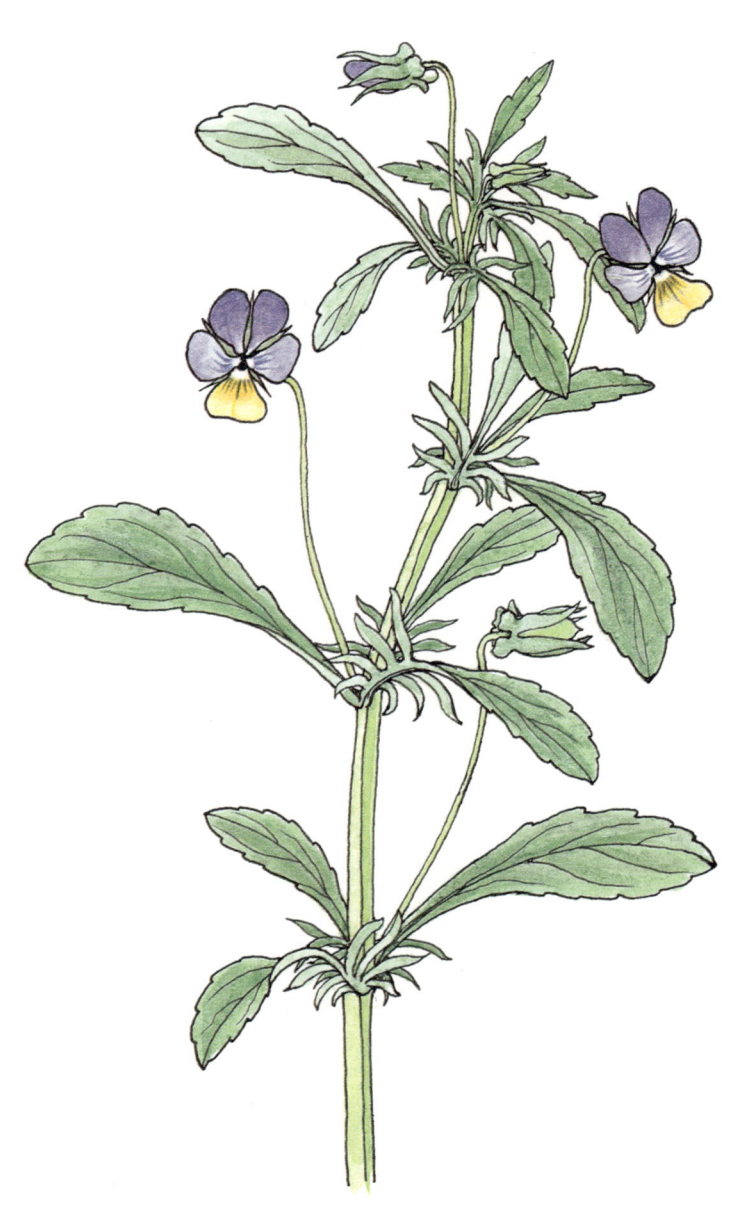

Ackerschachtelhalm

Equisetum arvense
(Schachtelhalmgewächse)
Zinnkraut, Katzenschwanz
Prèle des champs

Eigenartig in Aussehen und Beschaffenheit ist die bei uns neun Arten zählende Schachtelhalmfamilie. Sie bringt den Naturfreund immer wieder zum Staunen. Sie zählt zu den blütenlosen Gewächsen, die sich mit unscheinbaren Sporen vermehren.
Der Ackerschachtelhalm hat die Eigenart, sich gleich zwei Triebe zu leisten. Bei Frühlingsanfang spriesst ein gelbbrauner, etwa bleistiftdicker Stengel etwa 18 cm aus dem Boden. Er trägt einen schuppigen Knoten, an dessen Spitze sich die Sporen bilden. Nach kurzer Lebensdauer, wenn der Wind die gereiften Sporen in die Umgebung verstreut hat, verschwindet er. Dafür sind in seiner Nähe grüne, verschachtelte Halme gewachsen, die in regelmässigen Abständen Knoten mit einem Kranz dünner grüner Zweiglein und damit einen Wedel von 20–30 cm Höhe bilden. Er wächst auf feuchten, sandigen Böden bis auf 2000 m ü.M. und gilt als Abkömmling einer Urpflanze, die vor Jahrmillionen als riesiger Wedel unsere Erde bewuchs.
Weil reiche Vorfahren ihre Zinngefässe mit getrocknetem Schachtelhalm scheuerten (Polierwirkung der Kieselkristalle), heisst er auch Zinnkraut. Das war in der guten alten, arbeitsreichen Zeit.
Seine Heilkraft bezieht der Ackerschachtelhalm aus reichlicher, teilweise löslicher Kieselsäure, Saponinen und Bitterstoff. Wir verwenden den Tee zu Waschungen bei Hautjucken, Ekzemen, Entzündungen sowie zu Spülungen bei Entzündungen des Zahnfleisches, innerlich auch zur Anregung der Harnausscheidung, bei Gicht und Rheuma, Nieren- und Blasenentzündung, als unterstützende Kur bei Lungentuberkulose und zur Stillung innerer Blutungen. Zubereitung: Drei Esslöffel geschnittenes Kraut in einem Liter Wasser 2–3 Stunden einweichen, aufkochen, drei Minuten kochen und zehn Minuten ziehen lassen. Rezept für eine Teemischung zu Bädern gegen Fussschwitzen siehe Seite 134.

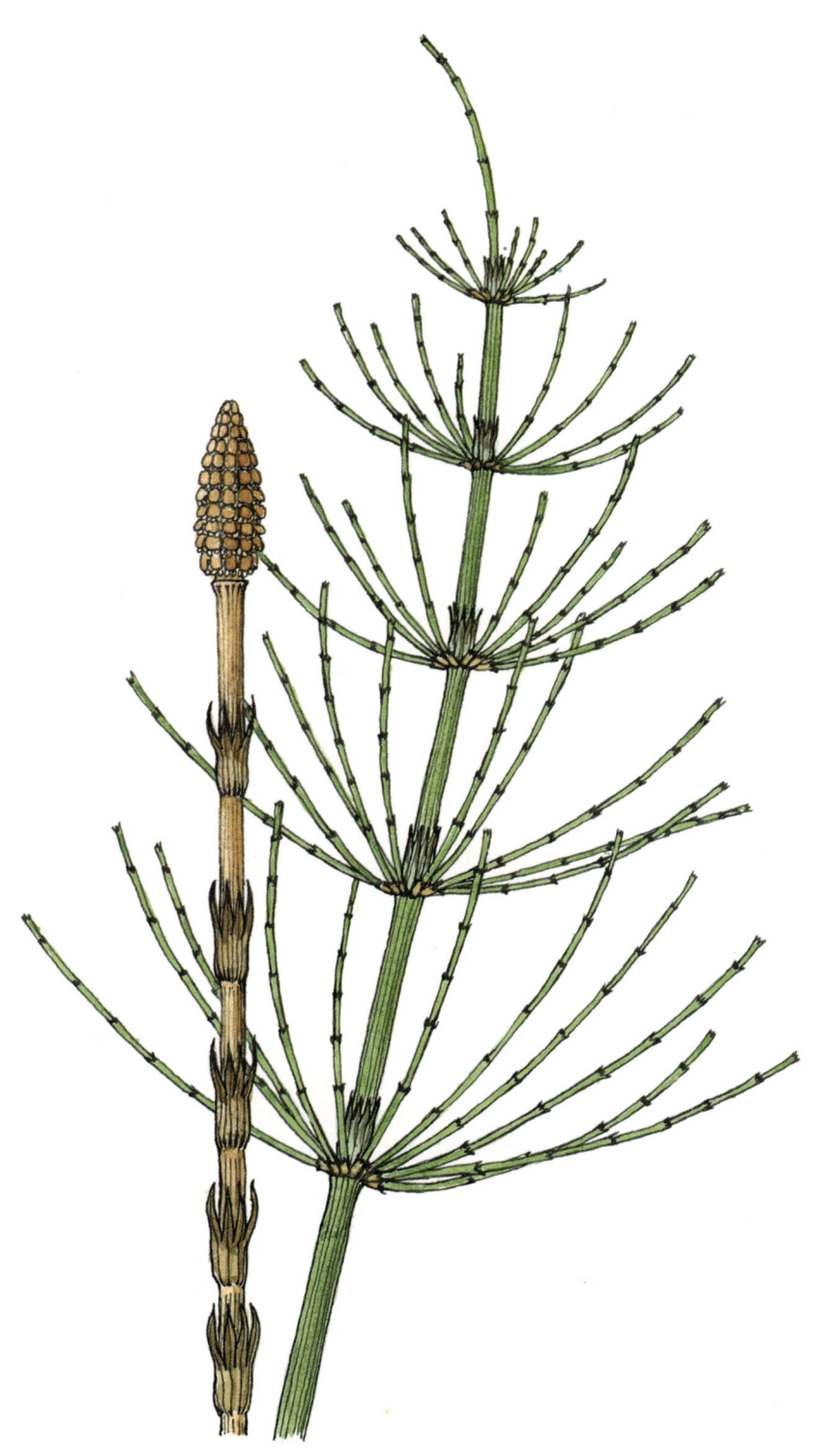

Schöllkraut

Chelidonium majus
(Mohngewächse)
Warzenkraut
Chélidoine, grande

Schöllkraut ist bescheiden und anspruchslos, was den Standort anbetrifft. Es begnügt sich mit etwas Erde zwischen Gemäuer, Steinhaufen und selbst auf alten Baumstämmen oder in Hecken und Weinbergen.

Als winterhartes Gewächs bildet es während der kalten Jahreszeit eine niederliegende Blattrosette, die — je nach Witterung — schon Ende Februar oder im März neue Stengel, etwa 80 cm hoch, zu treiben beginnt. Auffallend schön sind die mehrteiligen, tief eingeschnittenen Blätter, zartgrün auf der Oberseite, graugrün unterseits. Stengel und Blätter sind leicht behaart. Kreuzförmig angeordnete, leuchtendgelbe Blättchen bilden die Blüten. Büschel von Staubblättern überragen sie. Im Herbst erscheinen Samenschoten. Bricht man ein Blatt ab, quillt ein gelber Milchsaft heraus — alles Merkmale der Mohnfamilie.

Das aber bedeutet: Vorsicht, giftig! Schöllkraut enthält opiumähnliche Stoffe, die krampflösend wirken, besonders im Bereiche von Leber, Galle und Darm. Meistens verwenden wir jedoch das Schöllkraut in Form von Präparaten oder in Teemischungen. In der Volksmedizin hat es den Namen Warzenkraut heute noch. Der aus der Frischpflanze austretende Milchsaft bringt oft Warzen und Hühneraugen zum Verschwinden, wenn er regelmässig aufgetupft wird.

Auch in der Homöopathie ist «Chelidonium» von Bedeutung.

Übrigens soll sich der Name vom lateinischen Coeli donum (Geschenk des Himmels) ableiten. Dies lässt vermuten, dass in alter Zeit noch andere Heilwirkungen bekannt waren. Paracelsus (siehe Seite 138) versuchte die Wirkung der Heilpflanzen nach ihren Formen und Farben zu ergründen (Signaturenlehre). Aufgrund der gelben Farbe von Blüte und Milchsaft sah er im Schöllkraut eine Beziehung zu Galle und Leber, was sich als richtig erwies. Nach dem Prinzip «Heilung durch die Haut» verwendet der berühmte französische Kräuterheiler Maurice Mességué (Seite 143) Schöllkraut in Kräutermischungen zu Hand- und Fussbädern.

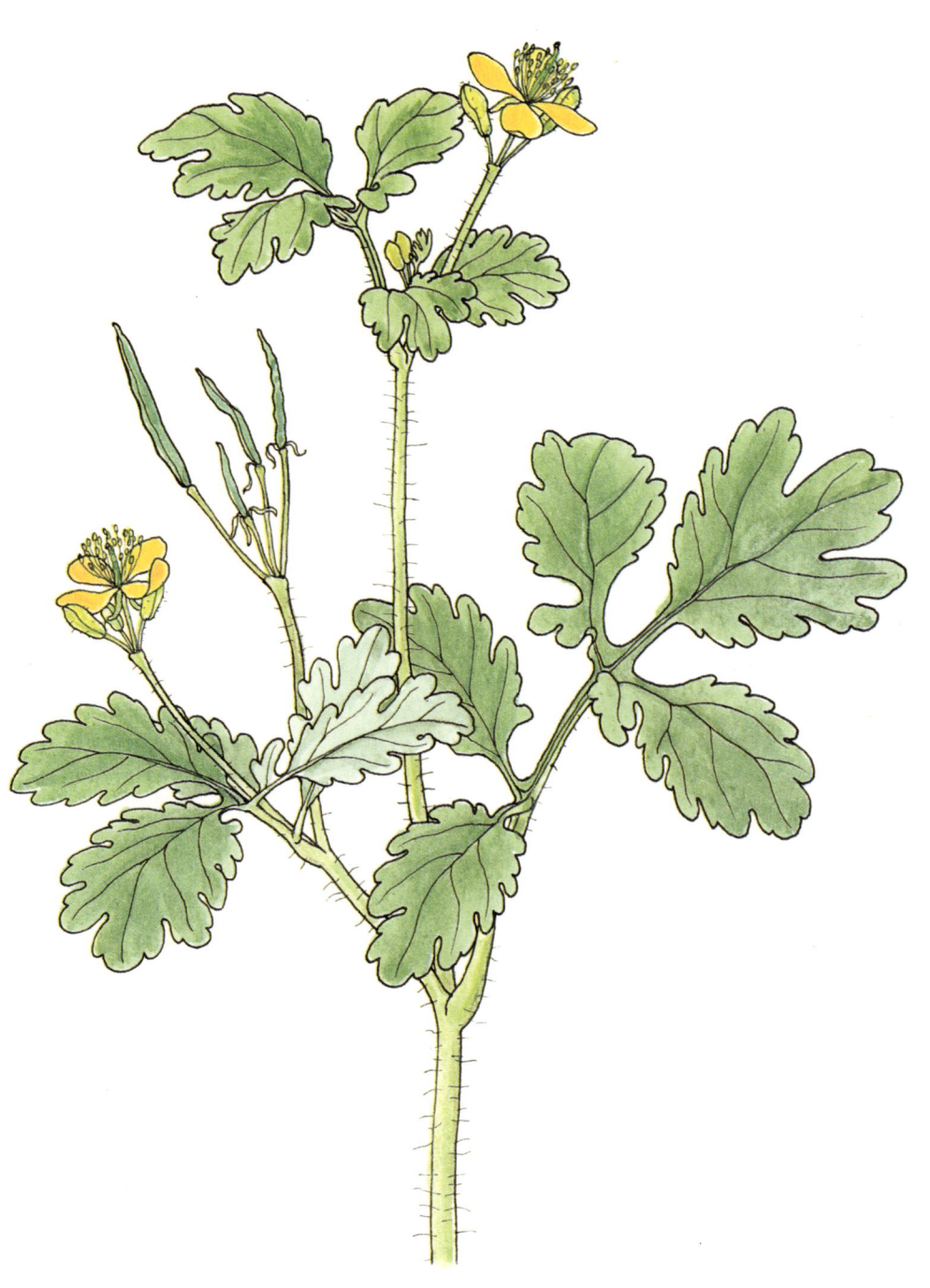

Lindenblüte

Tilia cordata u. a.
(Lindengewächse)
Steinlinde
Tilleul

Die Linde ist bestimmt jener Laubbaum, der in unseren Breiten mit uns Menschen auf besondere Art verwurzelt ist. Sie hat Dichter und Musiker zu schönen Liedern inspiriert. Sie erhielt in früheren Zeiten in Städten und Dörfern einen Ehrenplatz zugewiesen und kündet noch heute von historischen Taten, denen sie als stummer Zeuge beigewohnt hat. Die Linde zu Freiburg wurde vor bald 500 Jahren als Symbol des Sieges der Eidgenossen über Karl den Kühnen gepflanzt. Durch die Jahrhunderte hält die Linde ihr schützendes Dach über Menschen mit Sorgen und Freuden, kündet den Sommer mit betörenden Blütendüften an und legt im Herbst ihre Laubdecke schützend über die Erde.

Von den beiden heimischen Lindenarten, der schmalblättrigen Winterlinde (Tilia cordata) und der grossblättrigen Sommerlinde (Tilia platyphyllos), sammeln wir die Blüten. Sie sind in Büscheln zu fünf bis zehn angeordnet und öffnen ihre Kelche im Juni/Juli, die Sommerlinde früher als ihre Schwester. Dann sind die Flugblätter der Blüten strohgelb, das Signal zum Sammeln. Leider finden sich immer weniger Leute für diese schöne, aber mühsame Arbeit; das Pflücken birgt zudem Unfallgefahren, da die Äste leicht brechen. Die Blüten der Silberlinde, einer amerikanischen Sorte, sind für die Teezubereitung nicht geeignet, da sie Unpässlichkeiten hervorrufen können.

Als Wirkstoffe kennen wir in den Lindenblüten Schleime, Gerbstoff, Saponin und ein ätherisches Öl mit Vanillin. Neben einer sehr wohltuenden durststillenden Wirkung beruhigt der Tee, heiss getrunken ist er schweiss- und wassertreibend und sehr zu empfehlen bei Erkältungen und Fieberzuständen. Oft wird der Tee mit Pfefferminze gemischt und mit Zitronensaft angesäuert. Er ist auch kalt genossen, als Hausgetränk für Kinder und Erwachsene, sehr bekömmlich. Der Bast der Rinde wird bisweilen gegen Rheuma empfohlen.

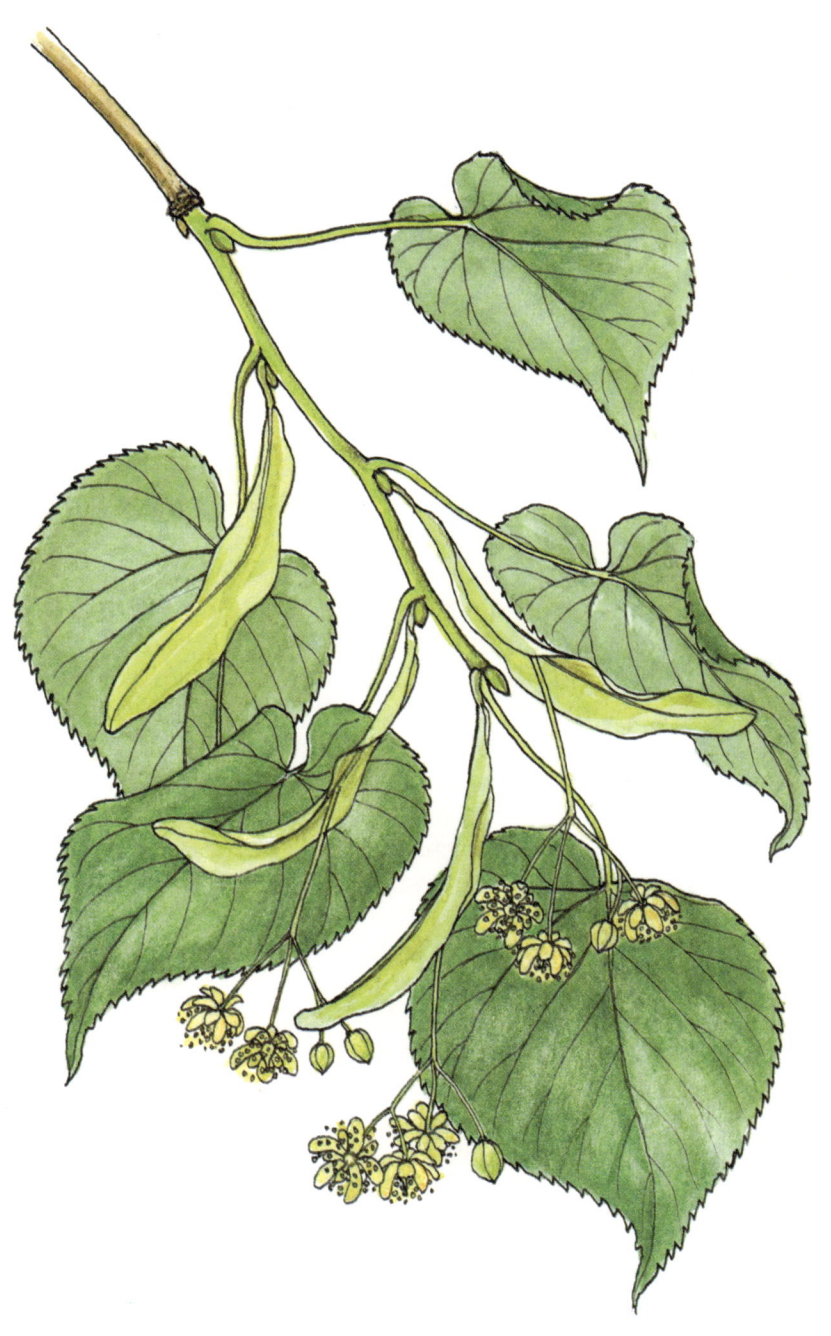

Frauenmänteli und Silbermänteli

Alchemilla vulgaris + alpina
(Rosengewächse)
Taumänteli
Alchémille vulgaire

Schon wieder zwei Rosengewächse von harmonischer Gestalt, die ihre bescheidene Schönheit mit den Blättern darbieten. Anfänger im Kräutersammeln sollten mit Frauenmänteli oder in den Bergen mit Silbermänteli beginnen; sie sind leicht zu erkennen und vielseitig verwendbar. Ausserdem kann man sie nicht immer kaufen, weil unsere Kräutersammler immer seltener werden und die Pflanzen aus dem Ausland bezogen werden müssen.
Dabei finden wir an Wald- und Wiesenrändern noch grosse Bestände. In Höhen über 1000 m sind die Silbermänteli häufiger, sie wachsen mit Vorliebe auf Kalk- und Urgestein bis auf 3000 m ü.M. Der Kräutersammler sucht die grossblättrigen Exemplare auf dünnbewachsenen Felsbändern oder in lichten Wäldern. Üblicherweise werden nur die Blätter ohne Blühtriebe gesammelt und an der Sonne oder im Schatten getrocknet.
Die Blätter beider Arten sind wahre Kunstwerke der Natur, klassisch im Schnitt, wunderschön gerundet, gefaltet und am Rande gezähnt. Oft überrascht uns am Morgen eine glänzende Tauperle in der Mitte des Blattes, darum heisst die Pflanze auch Taumänteli. Die Silbermänteliblätter sind zusammengesetzt und tragen am Rand und an der Unterseite silbrigglänzende Haare. Wie bei vielen Gebirgspflanzen hemmt die Behaarung eine zu rasche Wasserverdunstung.
Mit den bisher ermittelten Inhaltsstoffen der Droge, nämlich etwas Gerbstoff und Bitterstoff, lässt sich die Wirkung des seit Jahrhunderten gebrauchten Tees nicht erklären. Und doch – oder trotzdem – hilft er gegen Frauenleiden, Monatsbeschwerden, Weissfluss und die Unpässlichkeiten der Wechseljahre. Vielleicht nicht so schnell, aber sicher unschädlich, was von Tabletten nicht immer behauptet werden kann. Wir kochen einen Teelöffel geschnittenes Kraut mit einer Tasse Wasser auf und lassen es etwas ziehen. 1–2 Tassen warm getrunken, 2–3 Stunden ins warme Bett, ohne Fernsehen und ohne Krimi – ein einfaches und wohltuendes Rezept.

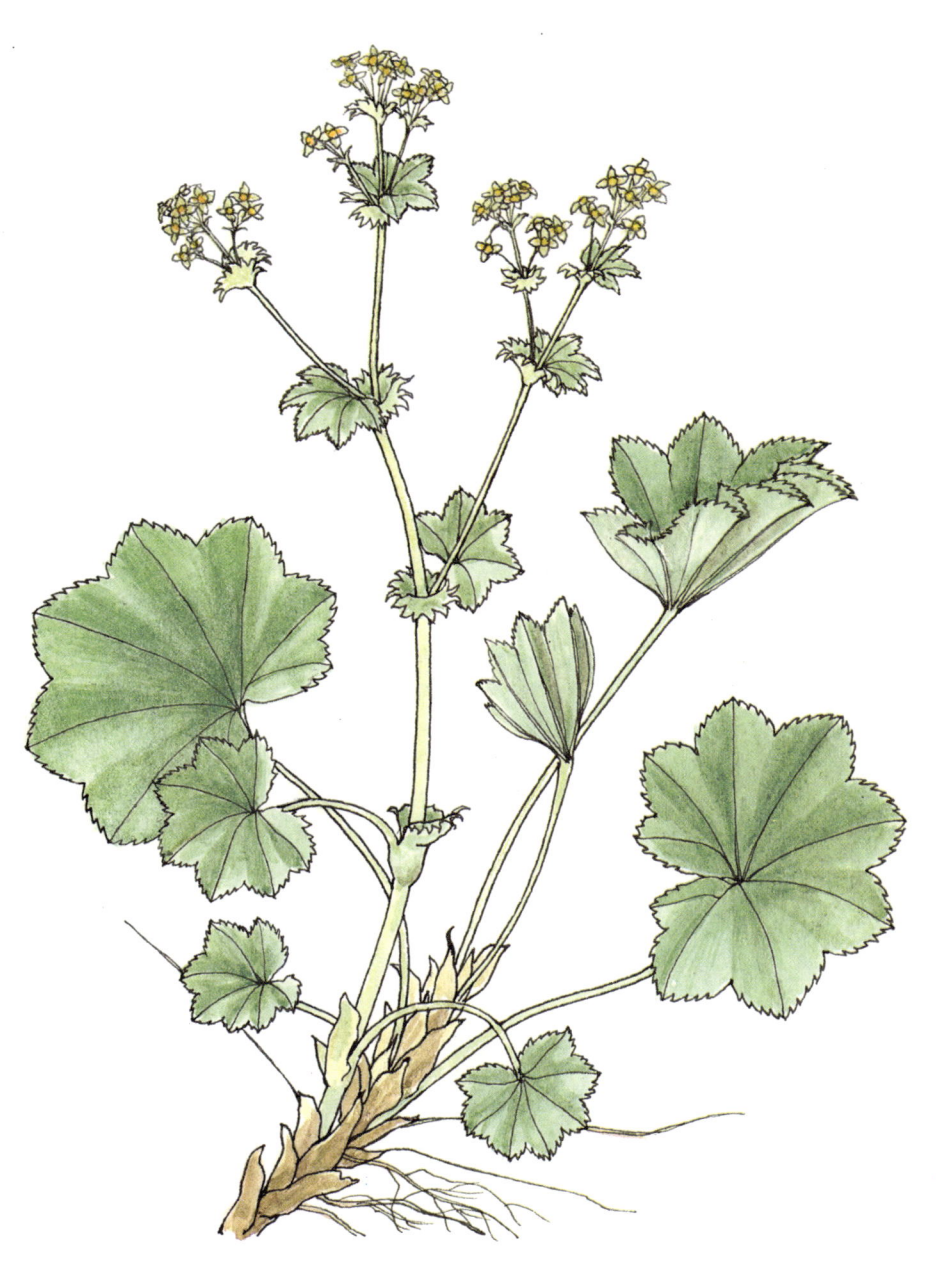

Käslikraut

Malva silvestris
(Malvengewächse)
Malve
Mauve

Chäslichrut nennt der Volksmund die wilden Malven. Die Früchte erinnern an kleine Käseformen. Zwei weitere Malvenarten, der Eibisch und die Stockrose, zieren oft unsere Bauerngärten mit ihren mannshohen Blühstengeln.

Die Malven haben etwas Gemeinsames. Alles an ihnen ist zart, weich, zierlich im Aussehen und angenehm zum Berühren. Von ihnen strahlen Güte und Hilfsbereitschaft aus. Starke Wurzelstöcke, üppiger Wuchs mit festen Stengeln und handförmig gelappten Blättern, alles mit weichhaarigem Filz überzogen. Die Blüten schweben seidig-zart in der Luft.

Das kleine Chäslichrut, die bescheidenste aller Malven, bevorzugt Standorte in der Nähe von Bauernhäusern, aber auch an Dämmen, Wegrändern, auf Ödplätzen und mageren Äckern, bis hinauf in die Voralpen. Die kleine Art rankt am Boden oder über Mauern, ihre Blätter nierenförmig abgerundet, die kleinen Blüten zartrosa. Die grössere Art treibt bis einen Meter hohe Stengel, trägt tiefgelappte, nervige Blätter, dem Efeu ähnlich. Die sternförmigen Blüten in zartem Lilarosa sind mit Purpurlinien gestreift.

Auch die moderne Heilkunde schätzt die Malve als wertvolle Droge. In Blättern und Blüten, beim Eibisch besonders in der Wurzel, finden wir Schleim, neben ätherischen Ölen und Gerbstoffen. Dieser Schleim schützt entzündete Gewebe vor Reizstoffen und fördert so die Heilung. Wir setzen eine Handvoll getrocknetes Chäslichrut mit einem halben Liter Wasser an, erhitzen es bis zum Kochen und lassen es fünf Minuten zugedeckt ziehen. Im heissen Tee baden wir schlecht heilende Wunden, Furunkel, Verbrennungen oder legen, je nach Körperstelle (Hämorrhoiden), Kompressen auf. Gurgeln mit dem Tee lindert Zahnfleischentzündungen, Halsweh und Heiserkeit. Brust- und Hustentees sind vor allem Eibischwurzeln und Malvenblüten beigemischt. Für viele dieser Anwendungen gibt es auch Fertigpräparate. Alles in allem: Dem Chäslichrut gebührt ein Platz in unserer Kräuterecke.

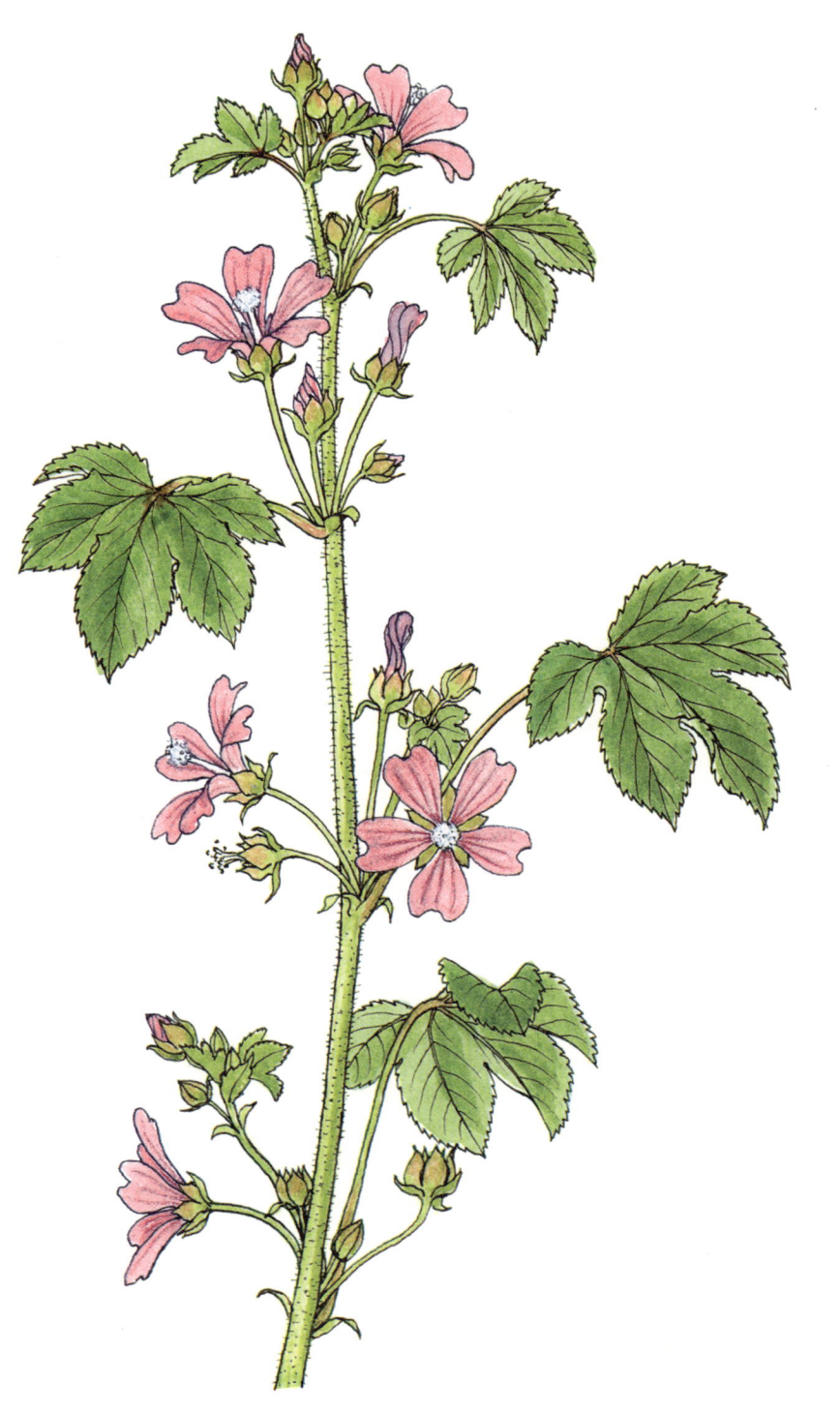

Arnika

Arnica montana
(Körbchenblütler)
Wohlverleih
Arnica

Eine blühende Arnikawiese ist wie ein Sonnenfleck in der Landschaft. Auf sonnigen Alpweiden recken sich oft Hunderte der orangegelben Blütenköpfe dem Himmel entgegen. Arnika oder Wohlverleih ist bestimmt eine der beliebtesten Heilpflanzen.
In den Alpentälern treffen wir Arnika bis hinunter auf 600 m ü. M., in den höheren Regionen bis zu 3000 m, inmitten von Alpenrosenbüschen und imposanter alter Arven.
Aus Protest gegen den Kunstdünger verschwindet die Arnika vielerorts und musste unter Pflanzenschutz gestellt werden. In grossen Beständen darf man sie sammeln.
Wenn auch viele Angehörige der grossen Korbblütlerfamilie gelb blühen, ist die Arnika leicht zu erkennen. Aus dem markanten Wurzelstock spriesst dicht am Boden eine Rosette grosser hellgrüner, ovaler, behaarter Blätter. Im zweiten Jahr wächst der Blütenstengel 20–50 cm hoch. Er entwickelt 1–3 Paare gegenständige Blätter, über denen sich dann die Blütenköpfe bilden. Die ganze Pflanze ist leicht behaart. Von Juni bis August leuchten die orangegelben Blüten, oft sehr unregelmässig gestaltet, wie moderne Individualisten.
Ihre Heilkräfte sind in den Blüten, vor allem im Kranze der Zungenblüten sowie im Wurzelstock, in seltener Vielfalt gefunden, aber noch nicht vollständig erkannt worden: ätherisches Öl, Gerbstoffe, Flavonfarbstoffe, Mineralstoffe. Wir verwenden die Tinktur, einen Esslöffel auf einen Viertelliter Wasser, zu Umschlägen bei Quetschungen, Verstauchungen, Schlägen auf Muskel- und Knochengewebe, Blutergüssen und Entzündungen. Arnikatinktur innerlich: 5–10 Tropfen in Wasser zur Anregung von Herz und Kreislauf.
In vielen Kreislauftees und -präparaten sind Extrakte aus Blüten und Wurzeln wirksam, die überdies auch Leber und Nieren anregen. Als Hausmittel gegen Herzbeschwerden und Herzschwäche eignen sich die homöopathischen Kügelchen, Arnica D 3, am besten.

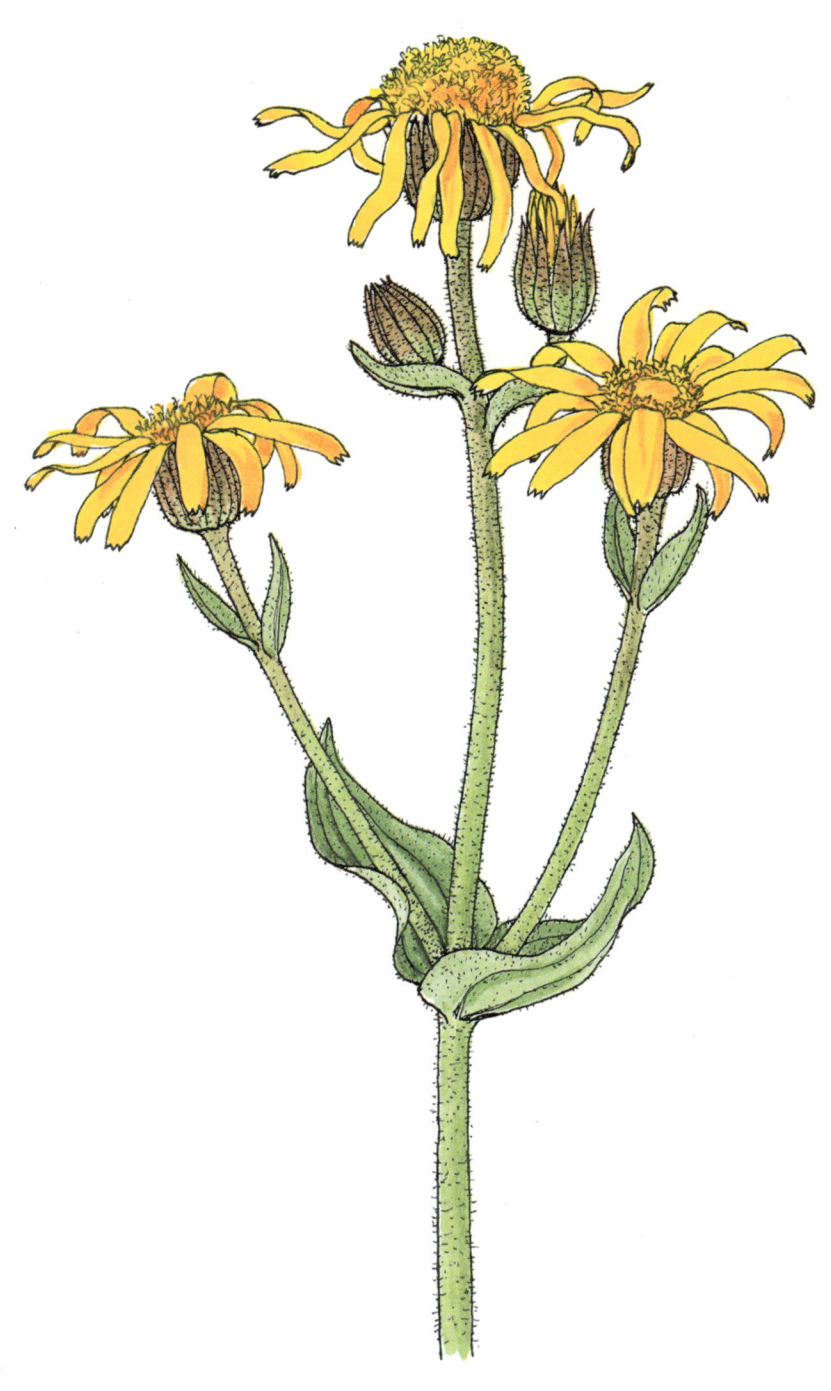

Kamille

Matricaria chamomilla
(Körbchenblütler)
Mueterchrut
Camomille vrai

Mit Freude denke ich an einen Spaziergang bei Leukerbad zurück. Auf einem brachliegenden Acker, der einen Sommer unbebaut blieb, hatte die Natur nach eigenen Plänen gesät. Wer das Glück hat, ein solches Feld Mitte Juli zu sehen, kommt aus dem Staunen nicht heraus. Wie es nicht bunter sein könnte, blühen da himmelblaue Kornblumen, roter Klatschmohn, kupferrote Blutstropfen (auch Sommeradonis genannt), Feldstiefmütterchen und Natterkopf. Auch grosse Horste der Kamillen mit ihren nächsten Verwandten fehlen nicht. Eine kleine paradiesische Wildnis.
Unsere liebenswürdige Kamille ist eine einjährige Pflanze, die sich sonnige Plätzchen ein wenig «überall» aussucht, selbst in alpinen Bergäckerlein. Sie tut mir immer leid, wenn sie in Gärten als Unkraut ausgerissen wird; sie tut dem Kohl und dem Kabis sicher nichts zuleide und macht mit ihren zierlichen, feinzerteilten Blättern keinen Schatten. Die Blüten stehen einzeln an den Stengelspitzen. Ihr goldgelber Blütenboden ist gewölbt, innen hohl und von einem Kranz schneeweisser Strahlenblätter umrahmt.
Das grüne bis blaue ätherische Öl der Kamille bildet ihren Hauptwirkstoff, begleitet von etwas Bitterstoff und weiteren, noch wenig erforschten Bestandteilen. Apotheken und Drogerien sind verpflichtet, Kamillen mit einem vorgeschriebenen Wirkstoffgehalt zu verkaufen. Billigere Qualitäten, nicht selten wirkungslose, sind überall zu haben.
Es ist keine Übertreibung, wenn wir die Kamille als Allheilmittel bezeichnen. Eine Tasse Kamillentee wirkt immer wohltuend, krampflösend und beruhigend bei Magen- und Unterleibsbeschwerden, Koliken. Äusserlich verwenden wir den Kamillentee zu Mundspülungen, zu entzündungshemmenden Umschlägen auf den Augen und auf eitrigen Wunden und Geschwüren. 7–10 Blüten mit einer Tasse kochendem Wasser übergiessen und kurz ziehen lassen. Der Tee soll nicht zu stark sein. Die grössere, römische Kamille (Anthemis nobilis) wirkt ganz ähnlich, besonders gegen Monatsbeschwerden mit Migräne. Fertige Kamillenextrakte ersetzen den Tee in vielen Fällen.

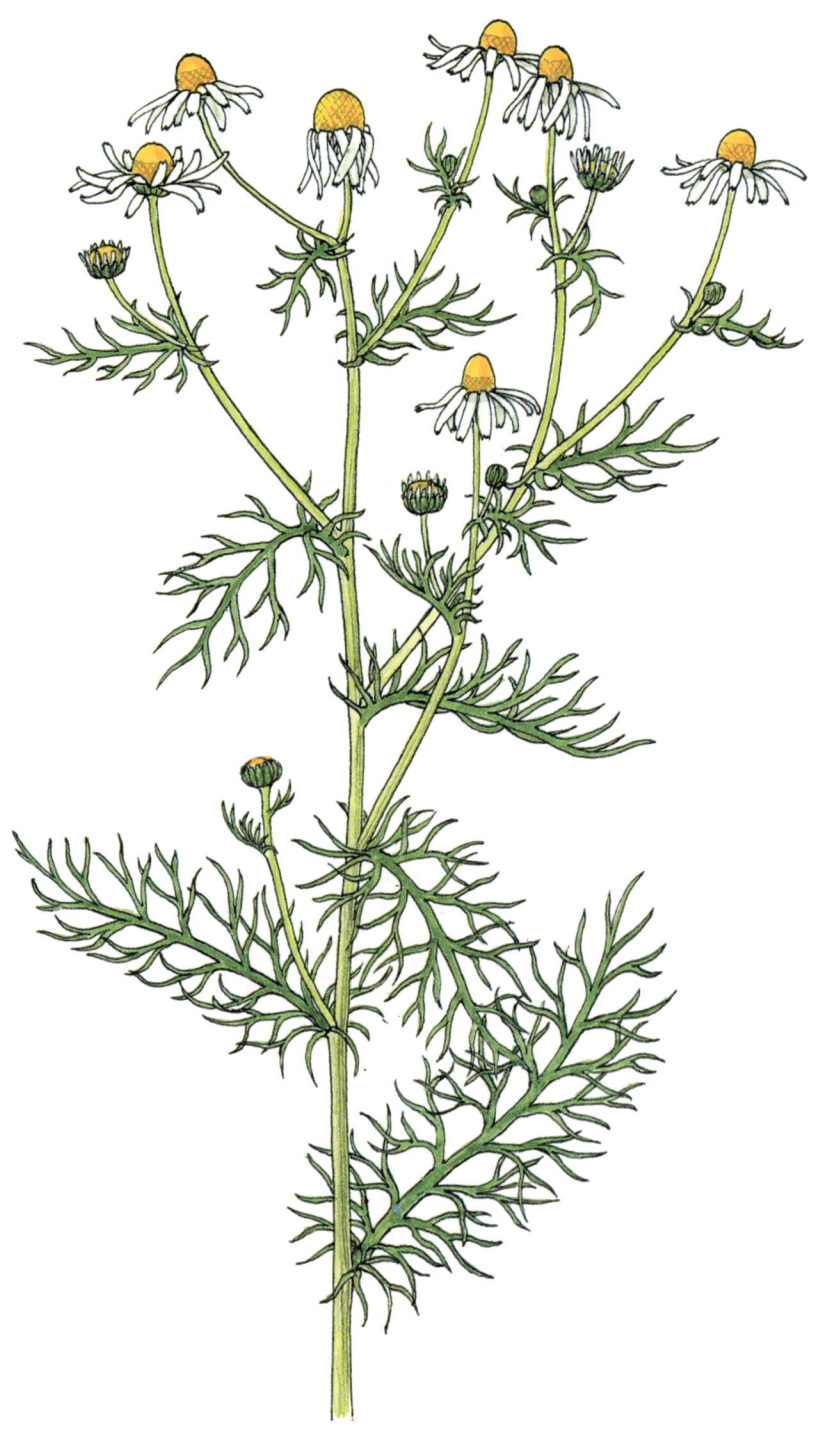

Rosmarin

Rosmarinus officinalis
(Lippenblütler)
Hochzeitsmaien
Romarin

Da haben wir wahrlich einen liebenswürdigen Strauch vor uns, der in keinem Garten fehlen sollte. Der Rosmarin ist ein Kind der Mittelmeergebiete (Rosmarin = Rosa del mare), wo er grosse Gebiete belebt und den Wanderer mit seinem würzig-herben Duft beschwingt und fröhlich stimmt. Er erreicht dort als Busch eine Höhe von bis zu 5 Meter.

Im Norden der Alpen finden wir ihn als Strauch. Er wünscht aber geschützte Lagen in Hausnähe, denn Gefriertemperaturen und Nordwinde erträgt er nicht gut. Vom Boden aufwärts trägt der Strauch an grünen, später holzigen Zweigen die nadelförmigen, leicht gewölbten Blätter, flaschengrün an der Oberseite, leicht gräulich unten. Je nach Lage blüht der Rosmarin schon im März oder April, er bietet dann mit den kleinen, blasslilafarbenen Blüten den Bienen köstlichen Nektar.

Wie viele andere Lippenblütler verschwendet diese Pflanze keine Kräfte zur Bildung üppiger Blüten und Blätter. Sie gibt sich bescheiden nach aussen und konzentriert ihre Werte ganz im Innern, im ätherischen Öl. Viele Lippenblütler sind gewürzhafte, aromatische Pflanzen (Lavendel, Salbei, Thymian, Minze u.a.).

Der Rosmarin belebt, stimuliert, löst Verkrampfungen und regt erschlaffte Gewebe an. Wer am Morgen mit etwas düsteren Gedanken erwacht, tut gut daran, 2–3 Rosmarinblättchen zwischen den Fingern zu zerreiben und den Duft tief einzuatmen. Ein Rosmarinbad am Morgen gibt Schwung und Elan für den ganzen Tag.

In Rosmarinländern wird zudem Rosmarinwein angesetzt. (Siehe Rezept auf Seite 135.) Er gilt als Allheilmittel, stimuliert Herz und Blutkreislauf und bannt die Müdigkeit. Man trinkt ein Gläschen eine Stunde vor den Mahlzeiten. Der Rosmarin regt die Verdauung an. Als Gewürz bevorzugen wir ihn an Speisen mit zartem Geschmack, an weissem Fleisch, Fisch, Salat. In der Heilkunde verarbeiten wir Rosmarinöl in Salben, Einreibemitteln gegen Muskelschmerzen und zu belebenden Badeextrakten. Rosmarin – ein Menschenfreund seit uralten Zeiten.

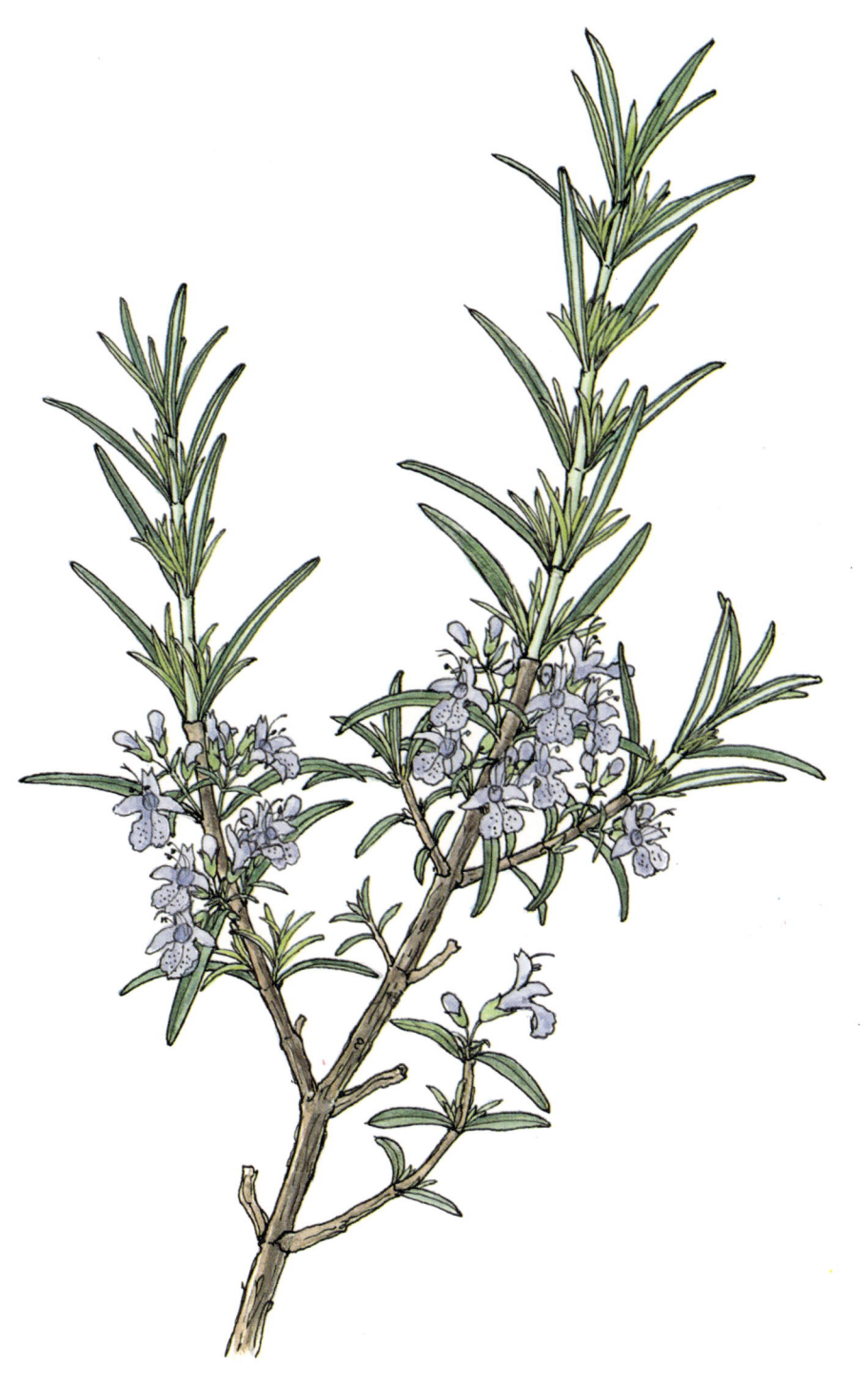

Hirtentäschchen

Capsella bursa pastoris
(Kreuzblütler)
Schüfelichrut
Capsule bourse à pasteur

Wir finden dieses weitverbreitete Unkraut an Wegrändern, auf Brachböden und Aufschüttungen, in Kulturen und Weinbergen — vom Frühling bis in den Spätherbst.
Aus dem Wurzelstock wächst eine dem Löwenzahn ähnliche Blattrosette, flach auf dem Boden ausgebreitet. Aus ihrer Mitte erhebt sich der 20—40 cm hohe Stengel mit kleinen weissen, ährenförmig angeordneten Blüten. Blätter, Stengel und Fruchtkapseln sind von der gleichen, hellgrünen Farbe. Die ungeheure Lebenskraft des Hirtentäschchens lässt über den ganzen Sommer Blüten spriessen und Samen reifen, die, kaum hat der Wind sie fortgetragen, neu keimen. Die kantigen Früchte führten zum Namen «Hirtentäschli».
Die Pflanze wird als Unkraut eingestuft, aber für den Kräuterkundigen zählt allein die Wirkung. Sie ergibt sich aus dem hohen Mineralsalzgehalt, Kalium, Eisen, Kieselsäure, ferner aus Wirkstoffen, die die Unterleibsorgane beeinflussen. Schon in der Antike kannte man die Heilkraft des Hirtentäschchens, lange bevor es möglich war, die Wirkstoffe zu bestimmen. Das getrocknete Kraut — also Stengel, Blätter und Blüten — wird getrocknet, sollte aber höchstens ein Jahr aufbewahrt werden. Ein Teelöffel des geschnittenen Krautes wird mit einer Tasse Wasser aufgekocht. Man lässt es fünf Minuten ziehen und trinkt täglich 3—4mal eine Tasse. Der Tee hilft bei Frauenkrankheiten, Monatsbeschwerden und starken Regelblutungen. Auch gegen Nieren- und Blasenstörungen ist der Tee, oder Präparate aus der Droge, wirksam. Obwohl der Tee oft Unterleibsblutungen zu stillen vermag, soll er in diesem Fall nur als Erste Hilfe eingesetzt werden, bis die Kranke den Arzt aufsuchen kann.
Kuren mit Heilpflanzen dürfen und sollen nicht von einer ärztlichen Behandlung abhalten, denn leicht könnte sich bei längerem Warten eine Krankheit verschlimmern. Doch wird der Arzt nichts dagegen haben, wenn wir mit leichten Teekuren seine Behandlung unterstützen oder damit die Wiederherstellung, die Rekonvaleszenz, begünstigen.

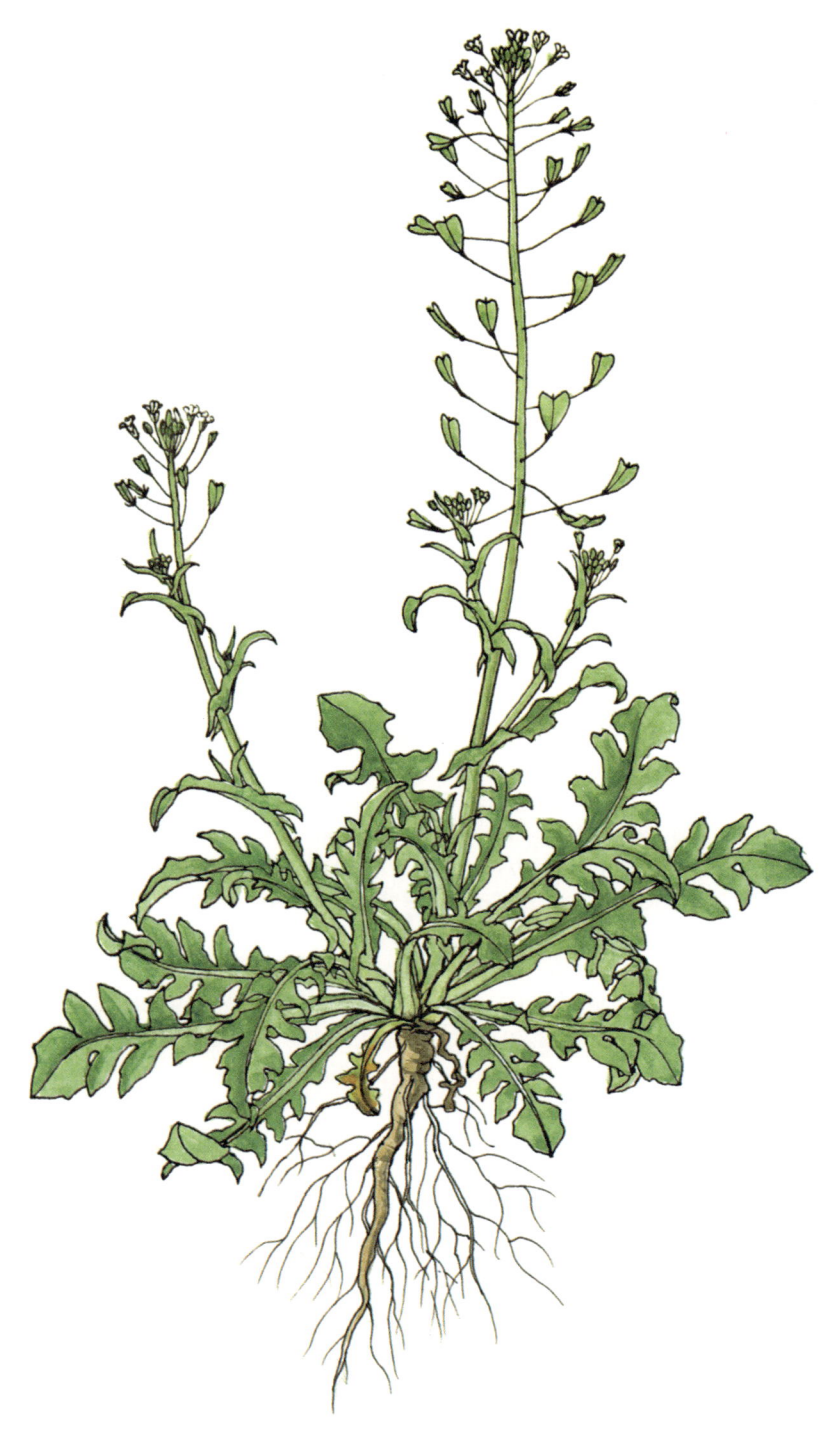

Ringelblume

Calendula officinalis
(Körbchenblütler)
Ingelblume
Souci des jardins

Es war ein prächtiges Bild: Zwischen Lattich, Sellerie, Lauch und Rüebli blühten ungezählte Ringelblumen. Offenbar hatte man ihnen «freien Eintritt» zu diesem Garten gewährt. Mit ihren leuchtenden Farben von Schwefelgelb bis Dunkelorange waren da tausend Sterne hingestreut.
Die Ringelblume ist je nach Standort und Klima winterhart. Sie sät sich selbst reichlich aus und verlangt kaum Pflege. Die gelbgrünen, etwas brüchigen Stengel werden 30–60 cm hoch, tragen schmale, leicht behaarte Blätter und zuoberst den hübschen Blütenkopf. Sie verbreitet Sonnenglanz und einen eigenartigen Duft bis in den Herbst hinein.
Lange Zeit nahm die Heilkunde die Werte dieser altbekannten Pflanze nicht sehr ernst. Die gelben Strahlblüten dienten etwa als Dekor in Teemischungen. Erst in jüngster Zeit hat man in den Blüten bedeutende Heilkräfte wiederentdeckt. Man fand bestätigt, was Pierandrea Matthiolus schon 1678 in seinem berühmten Kräuterbuch geschrieben hat: «Ringelblum ist gut wider Verstopfung der Leber und Gelbsucht und befördert die versteckte Reinigung der Weiber.» Diese Reinigungskräfte, das wissen wir heute, ergeben sich aus Pflanzenfarbstoffen, die teilweise als Vorstufen der Vitamine aufzufassen sind, sowie aus ätherischen Ölen, Saponin und Schleim.
Wir verwenden den Tee – einen Teelöffel geschnittene Ringelblumenblüten mit einer Tasse kochendem Wasser übergiessen und fünf Minuten zugedeckt ziehen lassen – gegen Magengeschwüre, zur Anregung der Gallensekretion, weiter zu Umschlägen auf schlecht heilenden Wunden, Geschwüren und eitrigen Entzündungen. Zur äusserlichen Anwendung ziehen wir die Ringelblumentinktur vor. Die homöopathischen Calendulatropfen dienen in gleicher Weise äusserlich als Wundmittel, auch bei Insektenstichen und Hautschürfungen (Omidalin-Wundtinktur), innerlich gegen schwache Periode, Magenkrämpfe und Darmentzündungen.

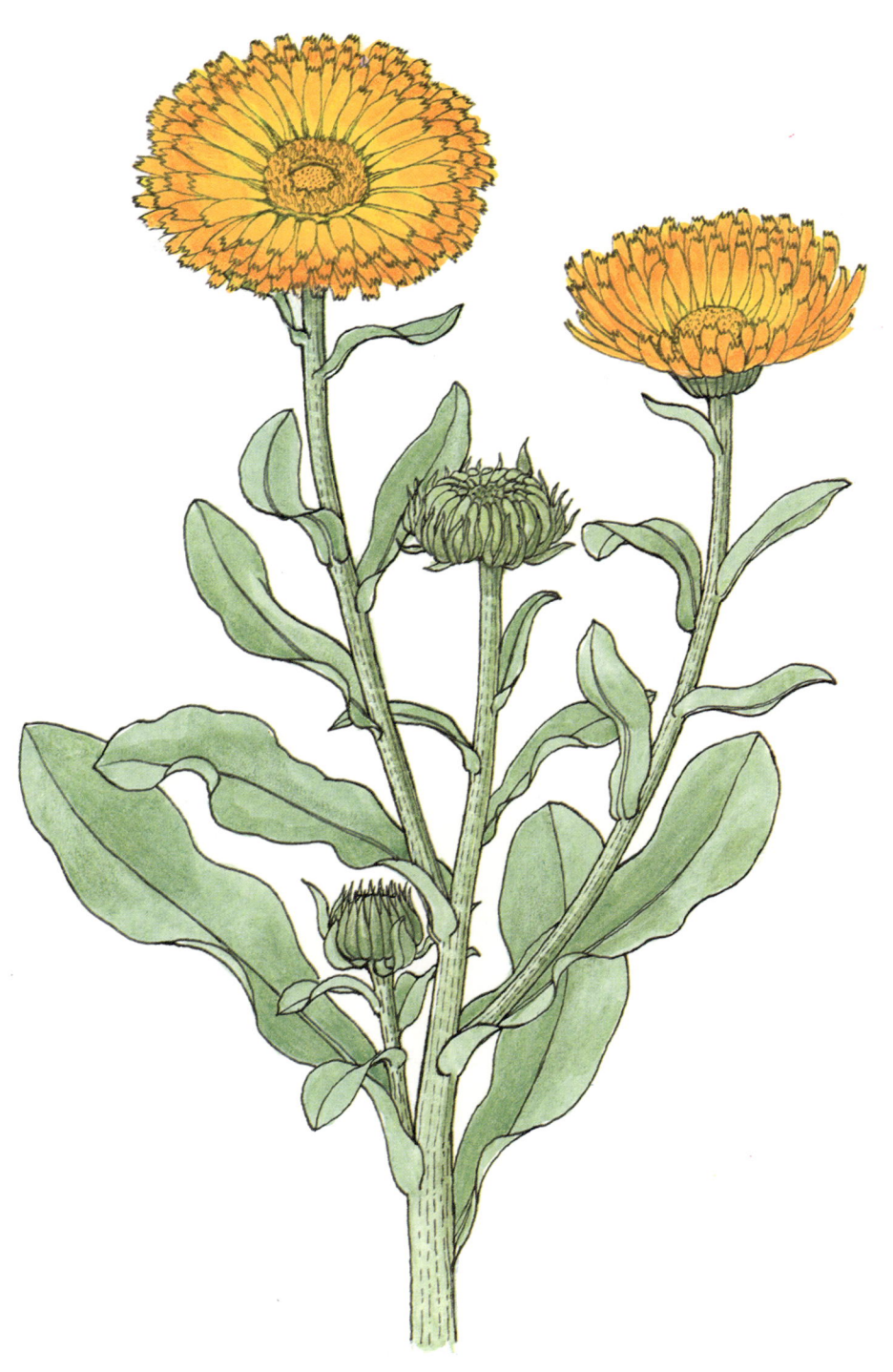

Meisterwurz

Peucedanum ostruthium
(Doldenblütler)
Astränze
Impératoire

Die grosse Familie der Doldengewächse fällt weniger durch leuchtende Farben als durch klare, fast geometrische Formen auf. Ihre schirmartigen Blütenstände, eben die Dolden, sind meistens weiss, selten rosa oder lila. Waren die Farbtöpfe leer, als Mutter Natur sie gestaltet hat? Doch wer möchte die vielen hellen Schirmchen missen, die fast überall aus Wiesen, Waldlichtungen, Schluchten und vor Felswänden leuchten.
Auch die Meisterwurz, eine echte Gebirgspflanze, finden wir an feuchten, kühlen Standorten, in Tobeln und Mulden und an Bächen zwischen 1500 und 2700 m. Sie blüht vom Juni bis in den September. Wer die vielen Doldenblütler voneinander unterscheiden will, muss genau beobachten. Hier ein paar Merkmale für unsere Meisterwurz: Die zwei- bis dreiteilig zusammengesetzten Blätter von erfrischendem Grün haben einen gesägten Rand. Die Stengel am Wurzelstock sind rotbraun getönt und werden bis zu einem Meter hoch. Die vielen weissen Blüten bilden eine dichte Dolde. Blätter und Blüten, vor allem aber die Wurzel, riechen beim Zerreiben balsamisch, oft pfefferartig.
Wie aus dem Namen Meisterwurz zu lesen ist, verwenden wir die im Herbst gesammelte Wurzel. Sie enthält ätherisches Öl, Bitterstoff und Gerbstoffe. Der Tee und mehr noch die damit hergestellten Magenschnäpse und Magenbitter regen den Appetit und die Verdauung an und stärken den Magen. Auch in Frauentees wird sie verwendet. Früher wurden — vor allem im Bündnerland — Stoffsäcklein mit Meisterwurz, zur Abwehr gegen Erkältungskrankheiten, um den Hals gebunden. Warum nicht? Bei uns im Waadtland trugen wir in der Grippezeit 1918 Säcklein mit Kampfer um den Hals.
Selbst neuere Autoren, wie etwa der Pariser Arzt Dr. med Valent in seinem Buch über Aromatherapie (1973), berichten über erstaunliche Heilkräfte in aromatischen Pflanzen. Die stark aromatische Meisterwurz hat bestimmt mehr Abwehrkräfte, als wir in ihr vermuten. Nicht umsonst galt sie zu Zeiten der Pest im Mittelalter als «fürnehme, meisterliche Pflanze».

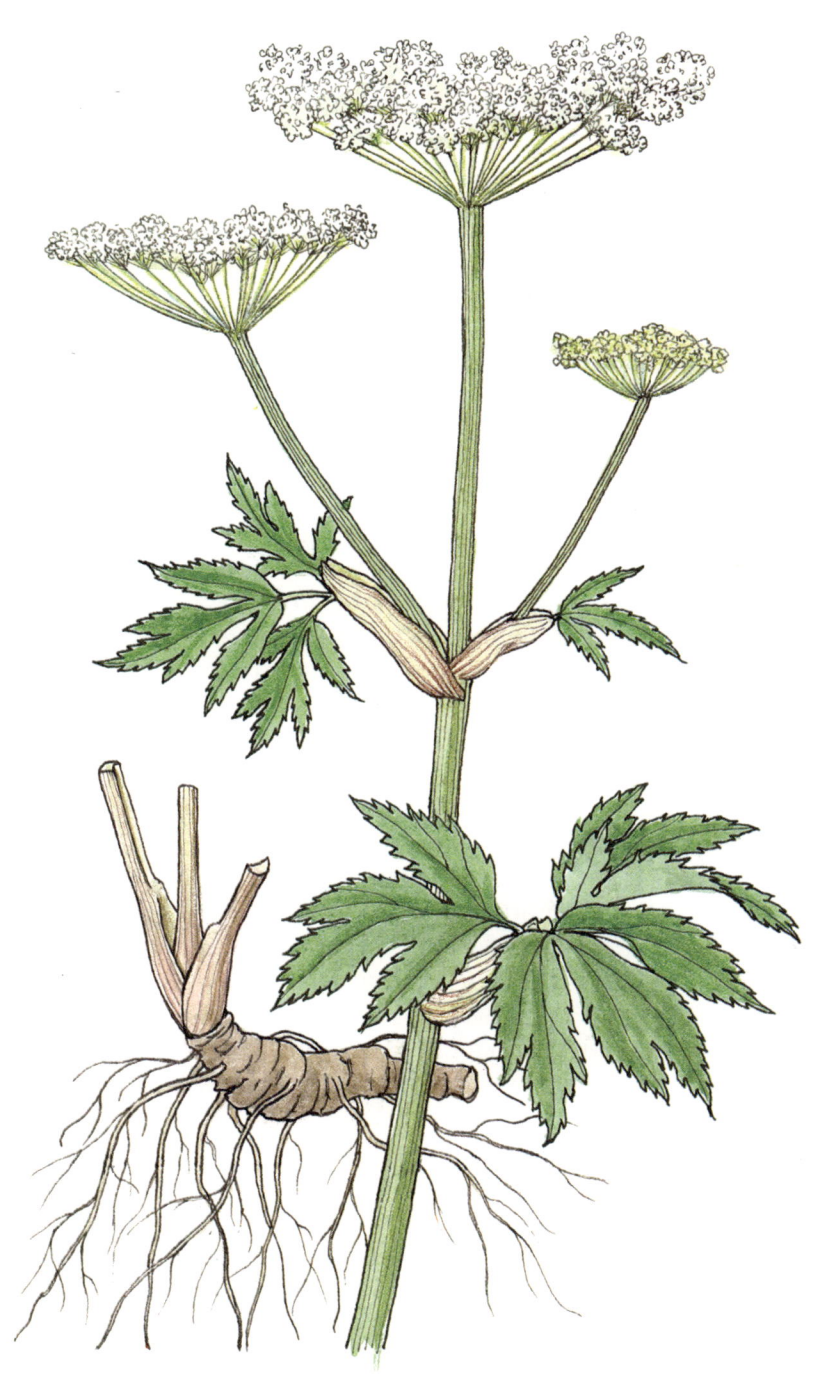

Pfefferminze

Mentha piperita
(Lippenblütler)
Englische Minze
Menthe poivrée

Alle Minzenarten haben etwas gemeinsam: das erfrischende, luftige, herbe und typische Aroma. Unsere Schweizer Flora kennt sechs verschiedene Minzenarten, die leicht zu unterscheiden wären, wenn nicht durch Kreuzungen entstandene Bastarde dazwischen stünden.

Auch unsere Pfefferminze wird als Kreuzung zwischen Bachminze und grüner Minze angebaut. Damit erhalten wir den höchsten und besten Gehalt an ätherischem Öl, wie er vom Schweizerischen Arzneibuch vorgeschrieben ist. Dies wäre der Pfefferminztee, den wir in der Drogerie kaufen. Er enthält im ätherischen Öl bis zu 50 Prozent Menthol.

Als ausdauerndes Gewächs, das sich mit zahlreichen Ausläufern verbreitet, ist die Pfefferminze leicht anzupflanzen. Die Stengel werden 50–80 cm hoch, sind viereckig, stark verzweigt und oft etwas violett gefärbt. Die Blätter zeigen spitz-ovale Form mit markanter Nervatur. Dicht aneinandergepresst und stengellos sind die kleinen lila-violetten Blüten, die kronenartig an den Blattachsen sitzen oder als Ähre die Stengelspitze zieren.

Als Heilpflanze wichtig ist ferner noch die Krauseminze, eine wildwachsende Form der Mentha spicata. Sie wird weniger hoch, die Blätter sind eiförmig gerundet, die kleinen Blüten stehen meistens in Ähren. Als wichtigster Unterschied enthält ihr Öl kein Menthol und erinnert im Aroma mehr an Kümmel. Sie wirkt eher erwärmend, statt kühlend wie die Pfefferminze.

Beide Teearten schätzen wir zur Anregung der Verdauung und der Leberfunktion und wegen der krampflösenden und beruhigenden Wirkung auf das Nervensystem. Gegen Blähungen und Magenverstimmung wirken 10 Tropfen Pfefferminzgeist auf einem Würfelzucker sehr rasch. Gegen Erkältung und Grippe sind Dämpfe mit Minzentee zu empfehlen. Vielen Teemischungen geben Pfefferminzblätter das Aroma, in Likören, Zahnpasten, Mundwassern, Bonbons ist es das Pfefferminzöl. Zum Würzen wird die Krauseminze vorgezogen. Wer Platz im Garten hat, hält sich ein paar Pflanzen, wenn möglich von beiden Arten. Frische Blättchen auf Salaten wirken herrlich erfrischend.

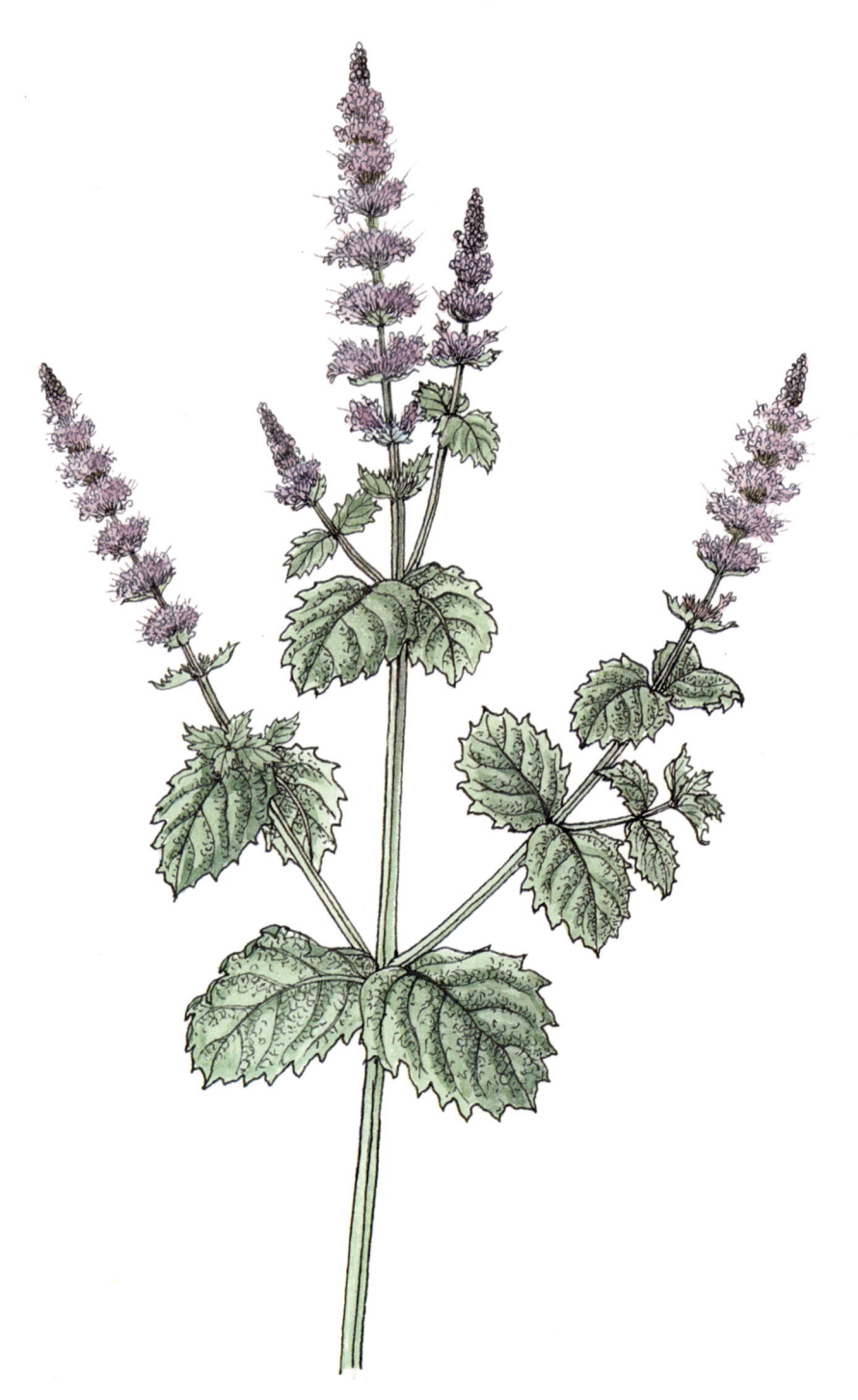

Johanniskraut

Hypericum performatum
(Johanniskrautgewächse)
Hartheu
Mille-pertuis perforé

Wenn die Sonne ihren Höchststand erreicht hat, am Johannistag, um den 24. Juni, steht das Johanniskraut in schönster Blüte. Es hält sich an den Kalender und sucht sich die sonnigsten Standorte an Strassenrändern, Dämmen, den Eisenbahnlinien entlang, auf mageren Wiesen und Waldlichtungen, bis in Höhen von 1500 m ü.M.
Als ausdauernde Pflanze treibt das Johanniskraut aus kräftigem Wurzelstock senkrechte, bis 80 cm hohe, oft rötlich gefärbte Stengel. Gegenständige Seitentriebe tragen viele kleine, elliptische Blättchen, die, gegen das Licht gehalten, wie durchlöchert aussehen (perforatum). Dies sind die durchsichtigen Öldrüsen. Wie kleine Sonnenrädchen stehen die orangefarbenen Blüten in Trugdolden an den Stengelenden. Zerdrücken wir einen Blütenkopf zwischen den Fingern, tritt ein blutroter Farbstoff aus. Die Pflanze scheint förmlich vom Licht durchtränkt und verwandelt die Sonnenenergie in diesen Blütenfarbstoff von besonderer Heilkraft. Der ganze Wuchs strebt nach oben in die Breite, um möglichst viel Lichtkräfte einzufangen — ein Bild perfekter Harmonie. Zusammen mit der blauen Wegwarte, der weissen Schafgarbe und dem rosaroten Seifenkraut gehört das Johanniskraut zum schönsten Hochsommerflor.
Die Heilkräfte sind vielfältig erwiesen und gehen von Gerbstoff, Bitterstoff, einem ätherischen Öl, dem roten Farbstoff Hypericin und weiteren Farbstoffen aus.
Wir verwenden den Tee — einen Teelöffel zerkleinertes Kraut mit einer Tasse Wasser kurz aufkochen und fünf Minuten zugedeckt ziehen lassen — zur Anregung von Leber und Galle, bei chronischem Durchfall als Folge von Darmentzündung, zur Nervenberuhigung, gegen Monatsbeschwerden, dreimal täglich eine Tasse. Die homöopathischen Tropfen Hypericum D 3 regenerieren lädierte Gewebe nach Verwundungen, Operationen, Hirnerschütterung. Johannisöl (Rezept auf Seite 135) gilt als ausgezeichnetes Wundmittel bei offenen Beinen, Brandwunden und Sonnenbrand. Wer Johanniskraut sammeln will, suche es nicht im Bereich von Autobahnen; der Bleigehalt könnte die Wirkung beeinträchtigen.

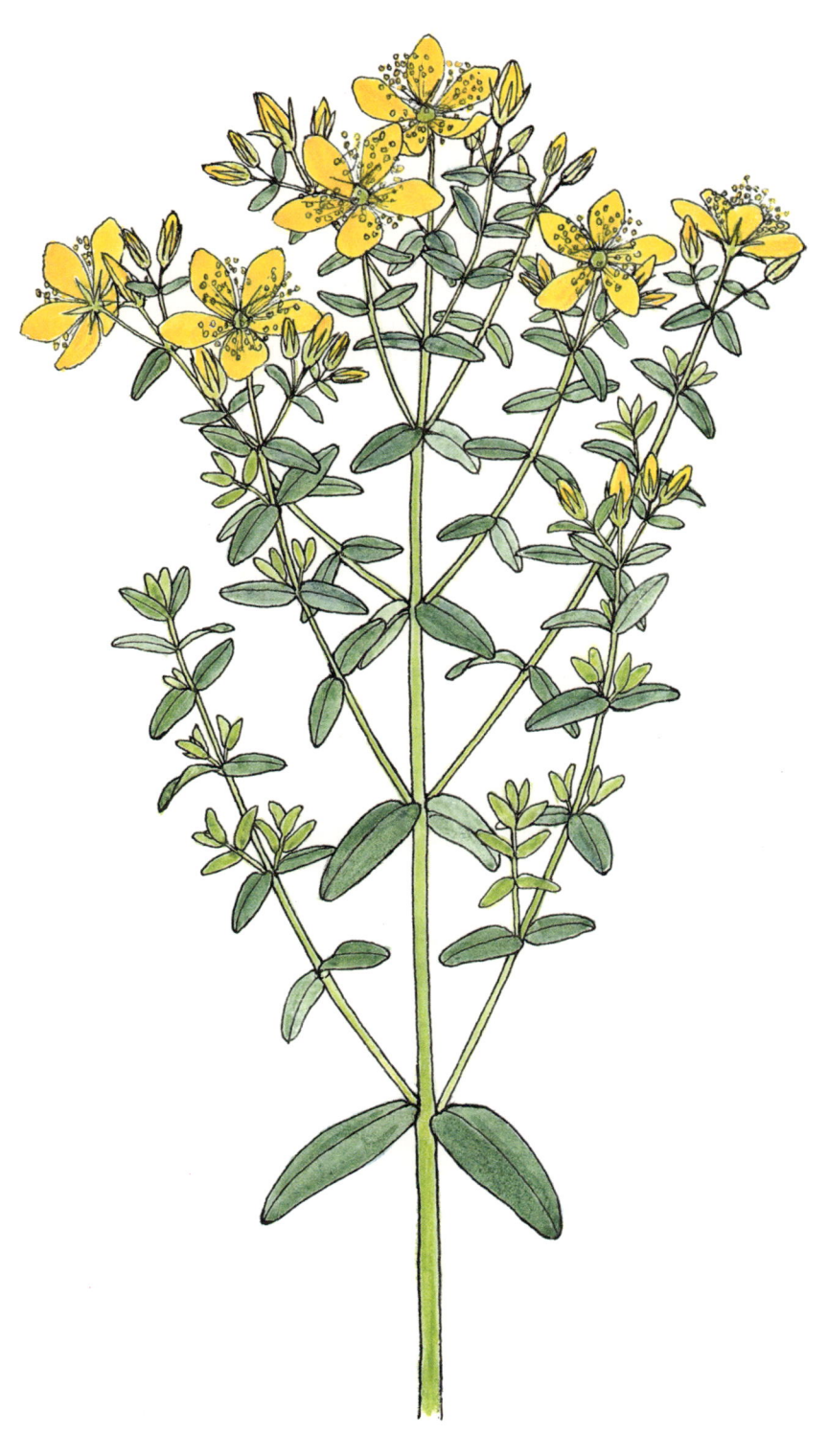

Bibernelle

Pimpinella major
(Doldenblütler)
Bockwurz
Boucage, grand et petit

Woran erkennt man die Bibernelle? Wenn die Wurzel nach Geissbock riecht, hast Du die richtige Pflanze gefunden. Aber wer weiss
heute noch, wie ein Geissbock riecht? Kürzlich, auf einem Spaziergang im Bernbiet, sah ich zu meiner grossen Freude ein paar Ziegen
grasen, behütet von einem richtigen Geissbock mit imposantem,
weissem Bart und sehr apartem Duft — ein aussergewöhnlicher
Anblick.
Doch jetzt zur grossen Bibernelle. Die weissblühende Dolden-
pflanze ist in der Vielfalt ähnlicher Gewächse nicht so leicht zu
erkennen; man kann ja nicht an allen Wurzeln riechen. Die ausdauernde Staude wird bis zu einem Meter hoch. Die Stengel haben nur
wenige Blattspreiten, und die Fiederblätter erinnern an Sellerie. In
der Ebene sind die Blüten weiss, in höheren Lagen oft aber leicht
rosa angehaucht, im Alpengebiet karminrot gefärbt und niederer im
Wuchs. Die für die Heilkunde wichtige Pfahlwurzel wird 1,5 bis 2,5
cm dick. Und wenn Geruch und Name übereinstimmen, Bockwurz
oder Boucage, dann ist es die richtige. Die gewaschene Wurzel
muss zerschnitten und gut im Schatten getrocknet werden.
Die Bibernelle wird auch von der modernen Wissenschaft als Heilpflanze anerkannt. Sie enthält ätherisches Öl, Saponin, Mineralsalze
und Gerbstoffe. Neuerdings wurden auch bakterienhemmende
Substanzen gefunden. Der Tee — einen Esslöffel geschnittene Wurzel mit einer Tasse Wasser aufkochen, zehn Minuten zugedeckt ziehen lassen — ist ein vorzügliches schleimlösendes Hustenmittel und
lindert auch Halsschmerzen, Rachenentzündung und Heiserkeit.
Wir finden Extrakte aus der Bibernelle in vielen Hustenmitteln. Pfarrer Künzle hielt diese Pflanze hoch in Ehren und empfahl gegen
Magenbeschwerden eine Messerspitze Wurzelpulver dreimal täglich. Die Pflanze regt allgemein den Stoffwechsel an. Statt Tee kann
man auch die Tinktur verwenden. Die kleine Bibernelle (Pimpinella
saxifraga), eine niedere Art der Pflanze, enthält ähnliche Wirkstoffe.

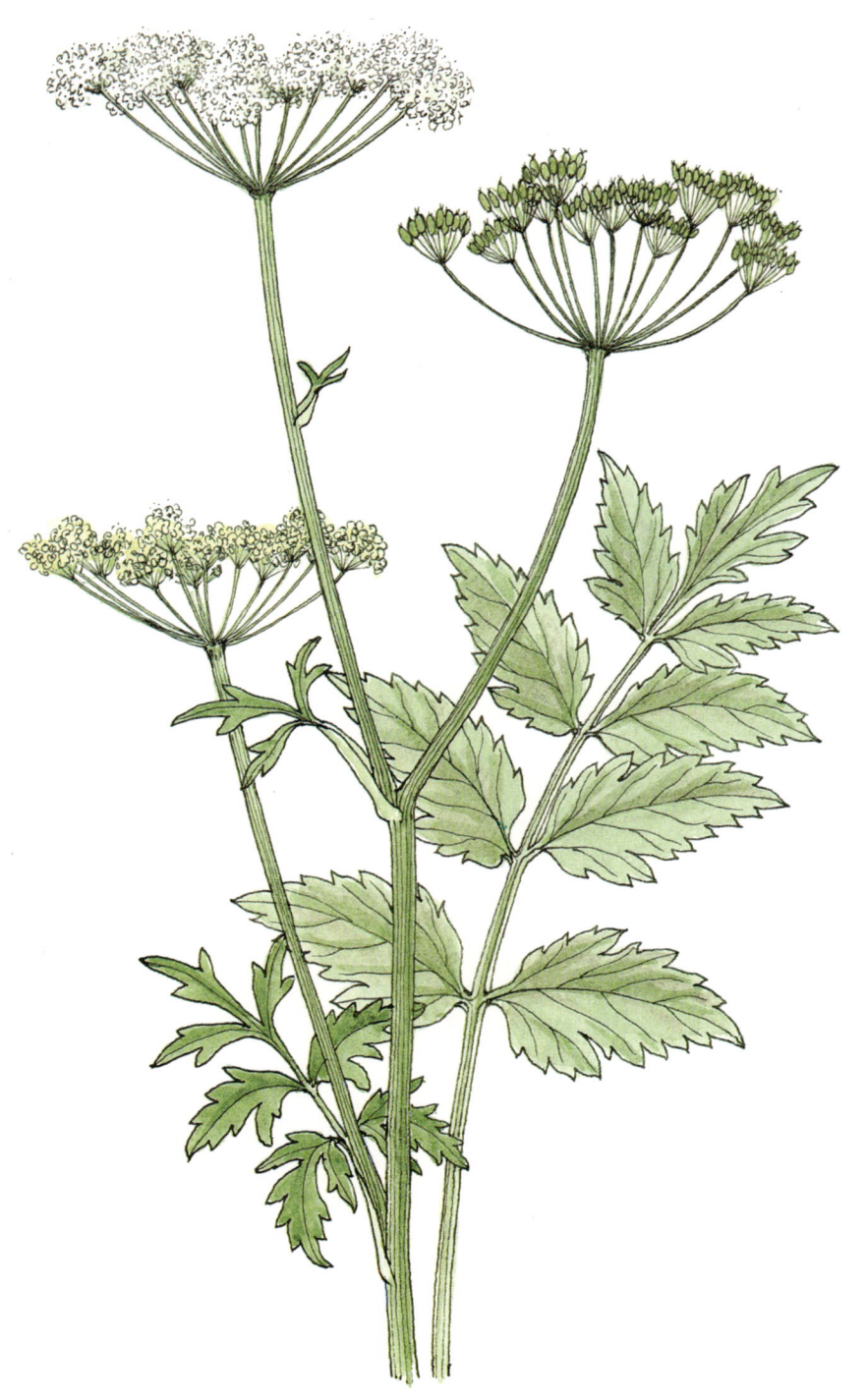

Bilsenkraut

Hyoscyamus niger
(Nachtschattengewächse)
Zigeunerkraut
Jusquiame noire

Noch vor sechzig Jahren waren Schmerztabletten und Zäpfli nur sehr spärlich in den Hausapotheken zu finden. Dafür hielt die Grossmutter irgendwo im Kasten ein Fläschchen «Grünöl» versteckt und wusste damit Schmerzen zu lindern. Sie rieb schmerzende Stellen leicht damit ein, umwickelte sie mit einem wollenen Tuch, und bald konnte das geplagte Menschenkind wieder ruhig schlafen. Dieser beruhigende Balsam (französisch: Baume tranquille) – oder Grünöl – enthielt die Wirkstoffe des Bilsenkrautes.

Die Pflanze, als Nachtschattengewächs nahe mit der Tollkirsche verwandt, zählt zu den Giftdrogen. Sie ist ein eigenartiges Gewächs – eine eher seltene, aber wertvolle Heilpflanze. Der Kräuterkundige freut sich, wenn er sie bewundern darf.

Sie kommt als ein- und zweijährige Pflanze in der Ebene auf Schuttplätzen, Ödland und an Strassenrändern, in den Alpen bis auf 1500 m ü.M. um Stallungen herum vor. Das Bilsenkraut fällt dem Wanderer durch die mattgrüne Farbe der Stengel und der Blätter auf. Die runden Stengel werden je nach Standort bis zu einem Meter hoch und sind reich verzweigt. Die Blätter sitzen stiellos an den Stengeln, sind oval, markant gebuchtet und spitzig gezähnt. Ihre Oberfläche ist weich behaart, fast samtartig anzufühlen. Die trichterförmigen Blüten, eine verwachsene Krone, sind braunviolett gefärbt mit gelblichem Grund. Sehr auffallend sind die Fruchtkapseln, die in der Form an Glockenblumen erinnern; sie sind wie mit einer Art Pfannendeckel verschlossen, der sich bei der Reife öffnet und die Samen dem Wind überlässt.

Das Bilsenkraut gehört auch im modernen Arzneischatz zu den wichtigen krampflösenden und schmerzlindernden Drogen. Für den Hausgebrauch eignet sich nach wie vor das Bilsenkrautöl oder der Tranquillebalsam, erwärmt zum Einträufeln bei Ohrenschmerzen oder für Ölkompressen auf der Brust bei Erkältungen. Die homöopathischen Kügelchen wirken ausgezeichnet bei Hustenkrämpfen und Altershusten.

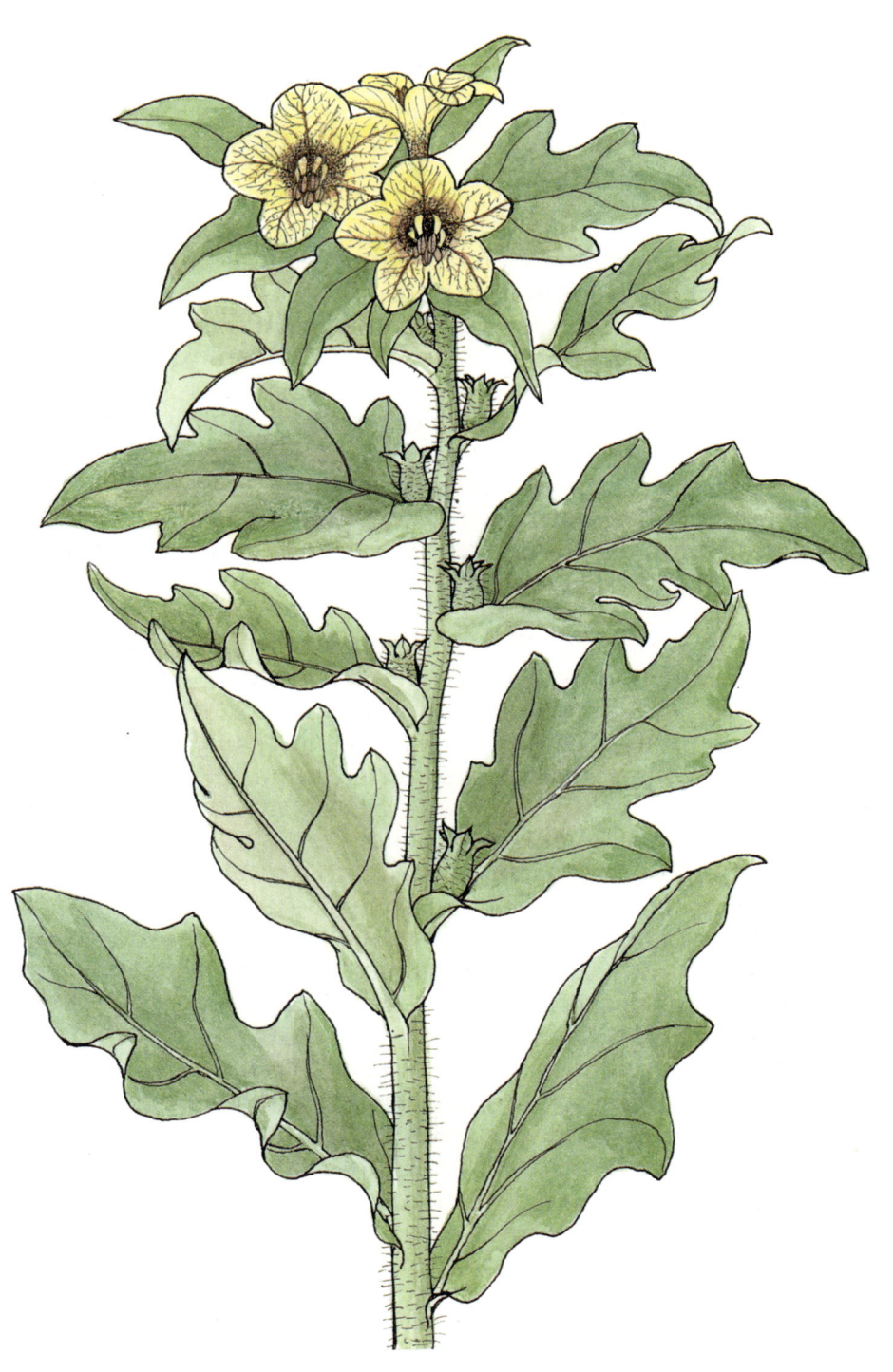

Goldmelisse

Monarda didyma
(Lippenblütler)
Pferdeminze
Monarde écarlate

Zur derselben Zeit, da der prächtige Rittersporn seine blauen Rispen über die Gartenhäge streckt, ist auch eine Pflanze mit scharlachroten Blüten zu bewundern: die Goldmelisse. Sie sollte in keinem Garten fehlen. Das Gewächs stammt aus Amerika und gehört zu den Lippenblütlern.
Wenn dem Halbstrauch Boden und Lage gut passen, breiten sich die Horste bald nach allen Richtungen aus, denn die Wurzeln treiben Ausläufer. Ende des Winters sind nur noch die mattgrünen Blattpolster sichtbar. Nach einigen Wochen wachsen aber die senkrechten vierkantigen Stengel, die bis zu einem Meter hoch werden. Die eiförmig-spitzen Blätter tragen eine markante Nervatur und sind am Rand fein gezähnt. Oft, besonders in der Nähe der Blütenstände, scheint die Blütenfarbe in Blatt und Stengel überzulaufen. Die Blütenkronen sind an den Spitzen der Haupt- und Nebenstengel angeordnet. Leuchtend rot spriessen die langen Strahlblütenblättchen aus dem dunkelroten Blütenboden. Bienen und Schmetterlinge holen sich eifrig den reichen Nektar der Goldmelisse.
Die Blüten werden auf dem Lande noch viel gesammelt. An Sonnentagen, wenn sich der Morgentau verflüchtigt hat, sammelt man immer wieder die scharlachroten Blättchen und legt sie zum Trocknen auf ein sauberes, weisses Papier (kein Zeitungspapier) in den Schatten. Will man auch die jungen Blättchen sammeln, trocknet man diese separat. Da die Blüten sehr teuer sind, verwendet man oft ein Gemisch von beiden.
Als Wirkstoff sind bislang vor allem ätherische Öle und Gerbstoff gefunden worden. Der Tee — eine Prise Blüten mit einer Tasse kochendem Wasser übergiessen und zugedeckt ziehen lassen — wirkt beruhigend und schlaffördernd und lindert auch Unterleibsschmerzen bei der Menses.
Die verwandte Zitronenmelisse (melissa officinalis) enthält ähnliche Wirkstoffe, die auch bei Magenverstimmung wirksam sind. Sie wird am häufigsten in Form des Melissengeistes verwendet.

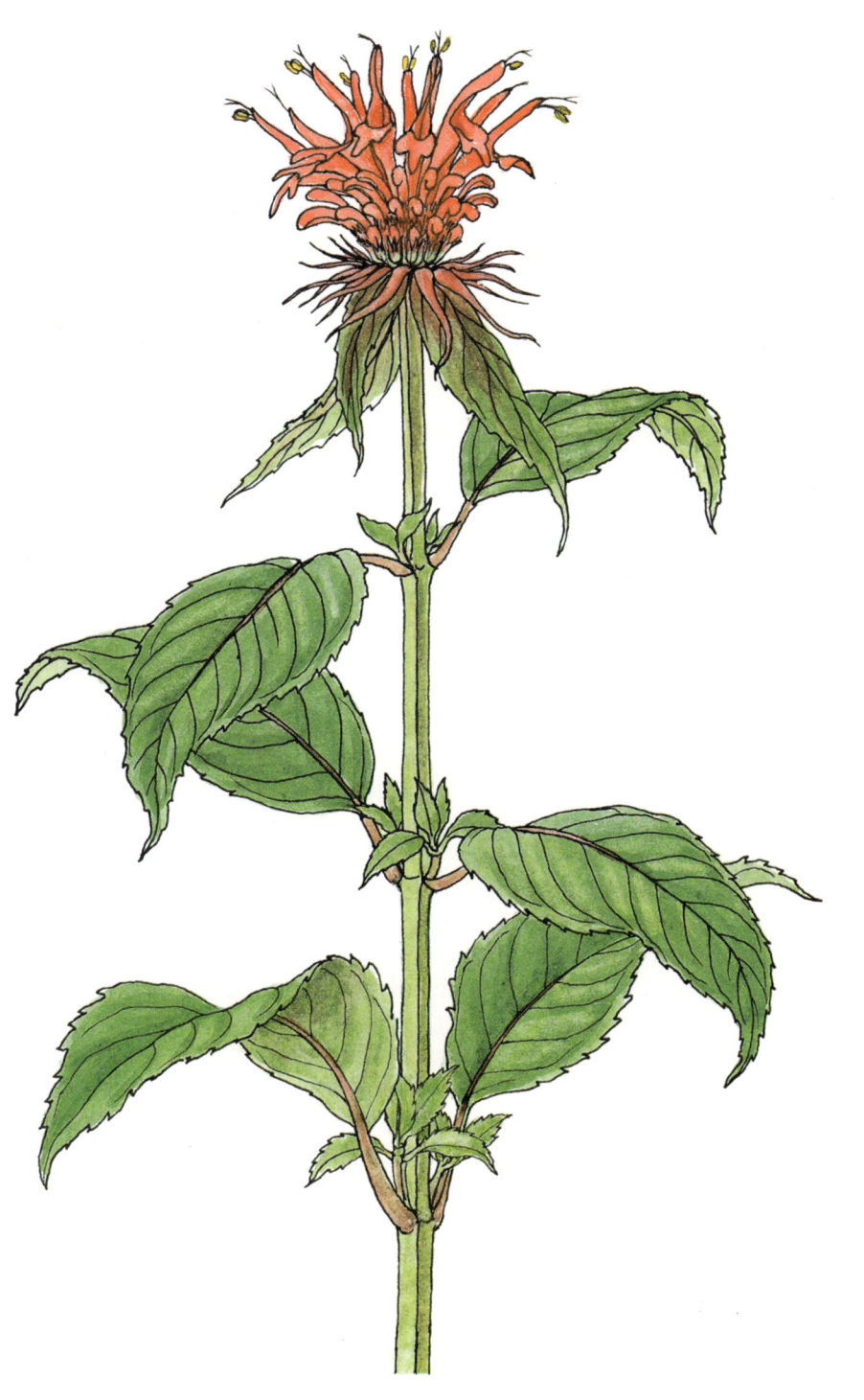

Wermut

Artemisia absinthium
(Körbchenblütler)
Aberraute
Absinthe

Dass die Griechen dieser Heilpflanze den Namen ihrer Göttin der Fruchtbarkeit — Artemis — gegeben haben, zeugt von der Wertschätzung, die sie schon damals genoss. Als nahen Verwandten des Beifuss und des Estragon, die wir als Gewürzpflanzen in Gärten halten, erkennen wir Wermut vor allem am Geruch.
Wermut ist winterhart und in den Südtälern, im Wallis, Tessin und in Südbünden, bis auf 2000 m ü. M. anzutreffen. Er liebt Sonne, wächst auf den magersten Böden, oft an Wegrändern im Geröll, auf Ödplätzen und steinigen Wiesen. In seiner Gesellschaft kann man oft die Kartäusernelke, die violette Kuhschelle, Hauswurz, blaue Schwertlilien und andere Schönheiten mehr finden. Der krautige Strauch wird 30—80 cm hoch. Bei alten Pflanzen ist der Grundstock holzig. Die Stengel tragen viele tiefeingeschnittene Blätter bis hin zu den Blütenrispen. Sie fallen auf durch ihre graufilzige Behaarung, und wenn man sie zwischen den Fingern verreibt, wird der bitteraromatische Geruch frei. Die winzigkleinen, gelben Blütenköpfchen zieren die oberen Stengel vom Juli bis September. Dann werden auch die Blätter geerntet.
Der Name Wermut ist uns eher vom Apéritif Vermouth her bekannt, der aber nur Spuren seines kräftigen Bitterstoffes enthält. Ätherische Öle und Gerbstoff sind weitere Wirkstoffe. Wir bereiten nur schwachen Tee — ein paar Blättchen für eine halbe Tasse kochendes Wasser, angiessen und ziehen lassen — und trinken ihn langsam und ohne Zucker bei Verdauungsstörungen, Appetitlosigkeit, Blähungen, gegen Magenkrämpfe. Wenn man sich nicht im Strumpf fühlt, müde und abgespannt ist, macht eine Tasse Wermuttee wieder fit.
In starker Konzentration oder dauernd verwendet, schädigen die Wirkstoffe das Nervensystem. Aus diesem Grund wurde seinerzeit der Absinth, das berühmt-berüchtigte Apéritifgetränk, verboten, und die Verwendung des Tees gegen Eingeweidewürmer hat wirksameren Mitteln weichen müssen. In der Tierheilkunde wird Wermut noch häufig gebraucht, um die Fresslust anzuregen.

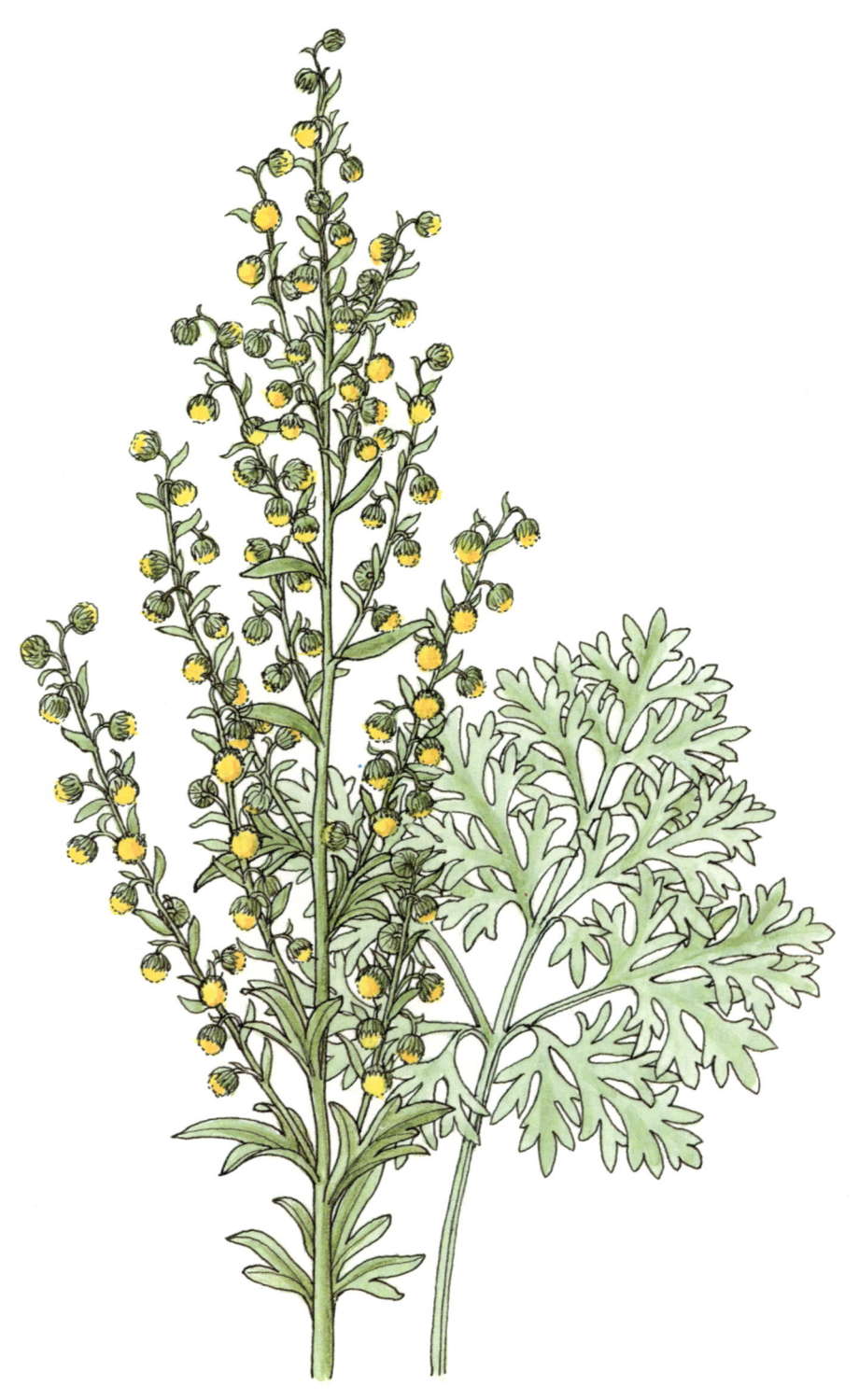

Goldrute

Solidago virgaurea
(Körbchenblütler)
Heidnisch Wundkraut
Solidage, verge d'or

Auch die weitverbreitete Goldrute gehört zu den Korbblütlern. Sie fühlt sich in den verschiedensten Böden wohl, in Wäldern, auf Lichtungen und an Wasserläufen bis in Höhen von 2500 m. Die Stengel werden bis zu einem Meter hoch, in trockenen Lagen niedriger, in Berggebieten kaum noch 20–25 cm. Die runden Stengel verzweigen sich erst im oberen Teil, tragen ovale, schwach behaarte Blätter und im Sommer die leuchtendgelben Blütenköpfchen. Oft dauert dieses Blühen bis zum Einwintern.

Nicht verwechseln dürfen wir die Goldrute mit der kanadischen Art (solidago canadiensis), die wesentlich höher wird und verwildert Waldränder und Seeufer weithin überwuchert. Sie unterscheidet sich durch ihre langen, spitz auslaufenden, gelben Blütenrispen.

Solidago = solidum agere: Getrenntes wieder zusammenfügen, solid machen. So haben die Römer aus der Wirkung den Namen abgeleitet. «Heidnisch Wundkraut» mag eher eine germanische Wortschöpfung sein.

Als Wirkstoffe spendet die blühende Pflanze Mineralsalze, Saponin, Gerbstoff und wenig ätherisches Öl. Teezubereitung: Ein Esslöffel pro Tasse Wasser, aufkochen, fünf Minuten zugedeckt ziehen lassen. Er ist sehr zu empfehlen, wenn es mit der Harnausscheidung nicht stimmt, also auch bei Entzündungen der Nieren und der Blase. Er wirkt ferner gegen Durchfall und, äusserlich angewendet, in Bädern und Umschlägen bei Wunden und offenen Beinen. Pfarrer Künzle empfahl den Tee nach der Geburt, um die Funktion der Ausscheidungsorgane wieder in Ordnung zu bringen. Gegen Prostataleiden werden Präparate aus Goldrute verwendet sowie die homöopathischen Tropfen Solidago D 3 als vorzügliches Nierenfunktionsmittel.

Nur schon der Anblick der Goldrute in der Landschaft wirkt beruhigend auf den Wanderer. Man hat den Eindruck, für jeden Fall eine Heilpflanze in seiner Nähe zu wissen.

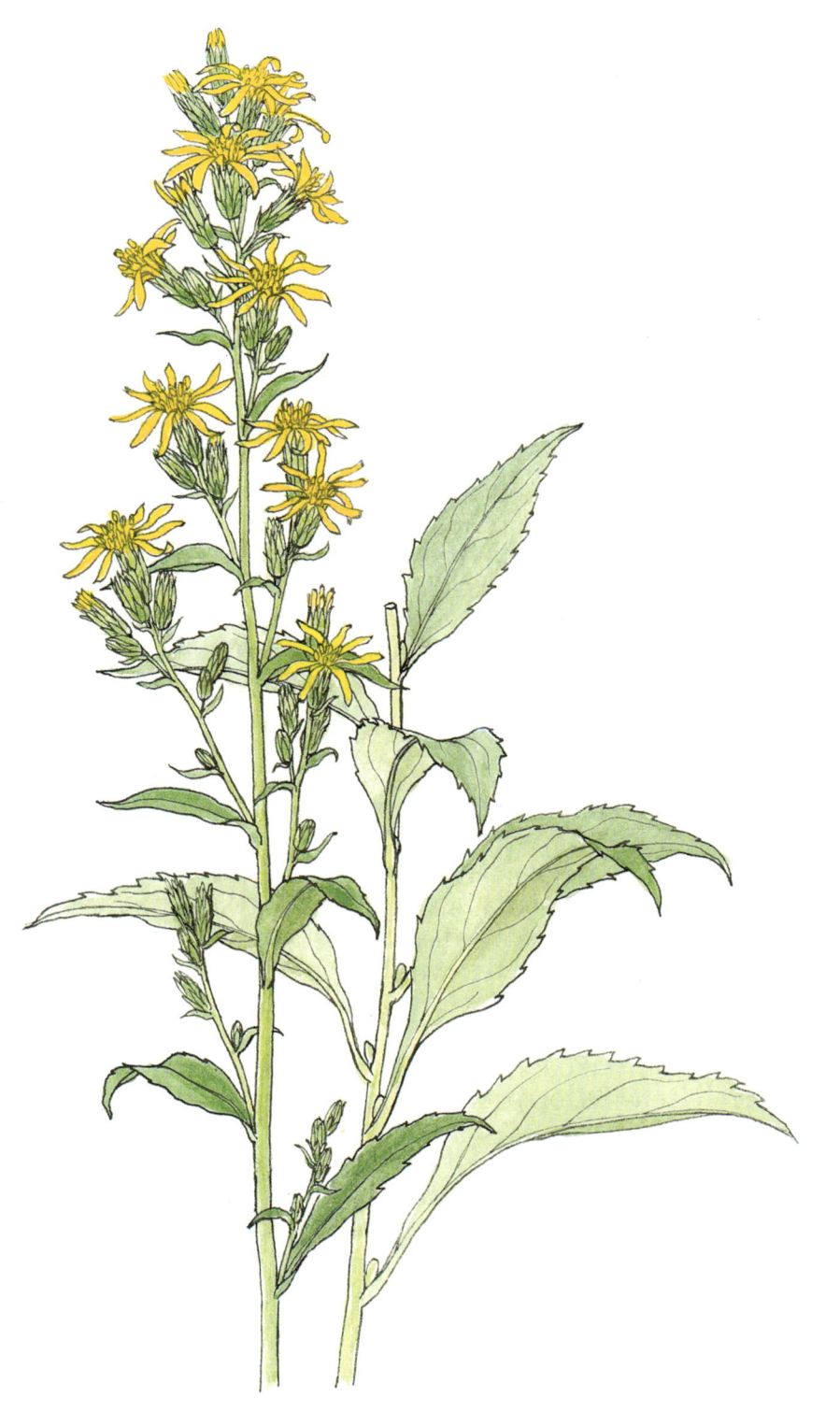

Tausendguldenkraut

Centaureum umbellatum
(Enziangewächse)
Fieberkraut
Petite centaurée

Ich war noch ein zwölfjähriger Bub, als ich dieser Pflanze zum ersten Mal gegnete. Mit zwei Brüdern hatte ich in einem grossen Buchenwald am Fusse des Waadtländer Juras Pilze gesammelt. Frische, feste, orangerote Eierschwämme füllten unsere kleinen Körbe. Da kamen wir auf eine Lichtung. Zwischen goldbraunen Rispen der Gräser blühten blaue Glockenblumen, lilafarbene Prachtnelken und die rosaroten Trugdolden von Tausendguldenkraut. Zusammen mit den vielen Tagfaltern, die von Blume zu Blume tanzten, war es ein traumhaftes Bild. Wir finden die Pflanze auch in Moorgebieten, in der trockenen Hügellandschaft bis gegen 1500 m ü.M., aber selten in grösseren Beständen.
Das Tausendguldenkraut gehört zu den Enziangewächsen. Leuchtende Blütenfarben und starke Bitterstoffe kennzeichnen sie alle. Aus einer grünen, fest mit dem Boden verwachsenen Blattrosette, gebildet aus ovalen, mit starker Nervatur versehenen Blättern, wächst ein Stengel, «beflaggt» mit kleineren, kreuzgegenständig angeordneten Blättern. Die auf den Stengeln aus grünen Kelchen knospenden kleinen, sternförmigen Blüten sind kräftig rosa gefärbt und in Trugdolden angeordnet. Die Pflanze ist einjährig. Wir sammeln das Kraut ohne Wurzeln.
Wenn unseren Vätern das bittere Kraut tausend Gulden wert war, muss etwas dran sein. Die Bitterstoffe haben auf den Organismus einen anregenden und stärkenden Einfluss. Sie regen den Appetit an, fördern die Verdauung, verhindern Blähungen und aktivieren die Funktion von Leber und Galle. Interessanterweise bekämpft der Tee aber auch Fieberzustände. Ohne Bedenken kann man ihn Kindern und älteren, schwächlichen Menschen über längere Zeit verabreichen. Zubereitung: Eine Prise geschnittenes Kraut mit einer Tasse kochendem Wasser überbrühen, fünf Minuten ziehen lassen. Ohne Zucker trinken. Man gewöhnt sich rasch an die Bitternis, wenn sie dem Magen so wohl tut. Ein Rezept für Magentee auf Seite 133.

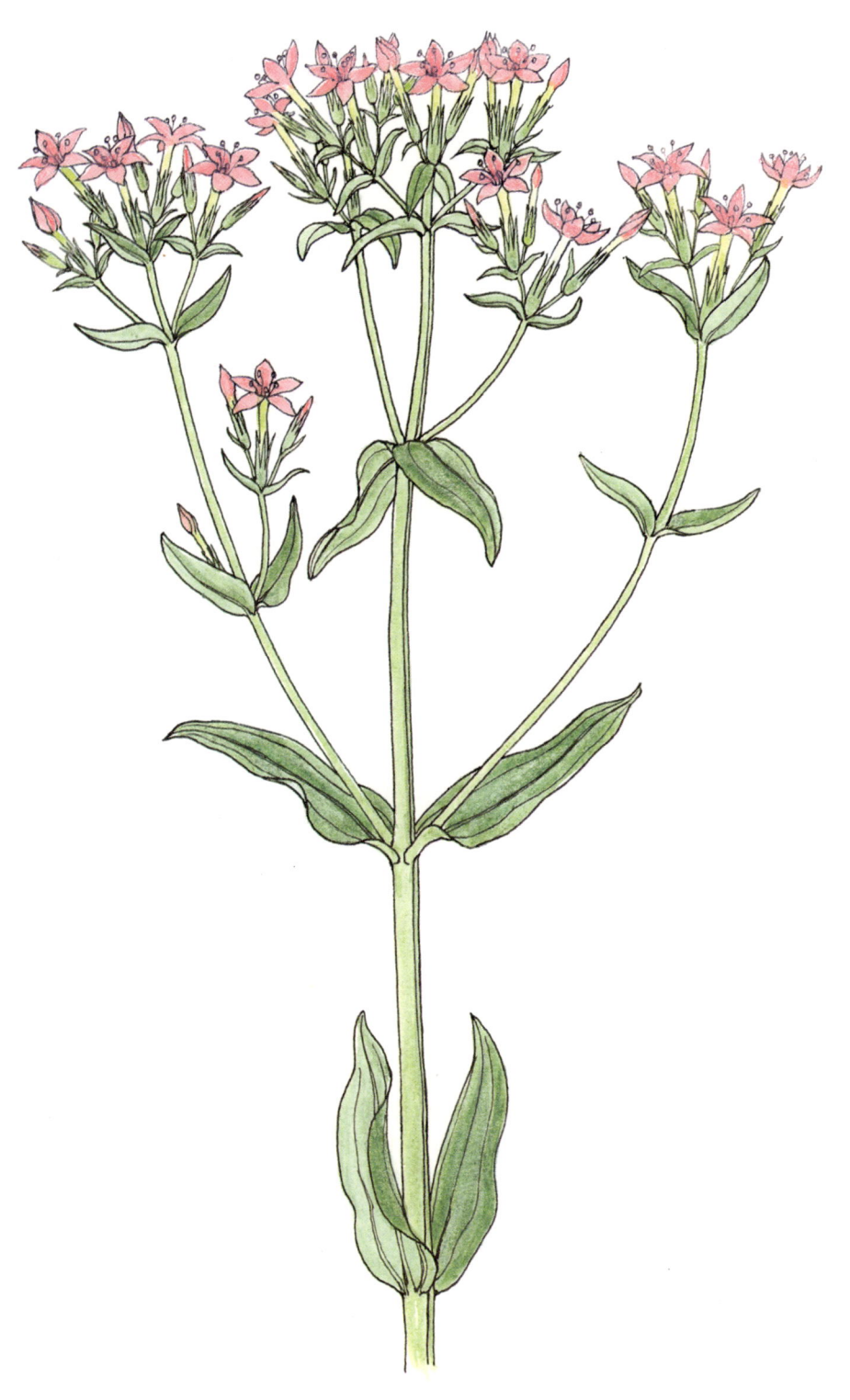

Schafgarbe

Achillea millefolium
(Körbchenblütler)
Achilleskraut
Achillée millefeuille

Leider zu oft wird die Schafgarbe als «Unkraut» verachtet. Ihre Grundblätter bilden ein kompaktes Polster und werden darum im benachbarten Pflanzenwuchs kaum gesehen. Erst wenn sich auf den kräftigen Stengeln die Blütenschirmchen im Winde wiegen, beachten wir sie.
Als ausdauernde Pflanze finden wir dieses Heilkraut vorwiegend an trockenen Hängen, Wegrändern, Dämmen und Äckern (hier in Gesellschaft mit Wegwarte, Johanniskraut und Ackerwinde) bis hinauf in die Alpenregion. Das Blattwerk ist so fein geteilt (millefolium = tausendblättrig) und flaumig, dass es sich wie Moos anfühlt. Dieses Luftige und Beschwingte zeigt sich auch in den in Trugdolden dicht gedrängten Blüten mit ihren schneeweissen Randblättchen und den gelben Staubgefässen in der Mitte. Wie auch bei anderen Arten wechselt die Blütenfarbe in höheren Standorten in Rosa bis Purpur. Alpine Verwandte der Schafgarbe, wie z.B. das Ivakraut, passen sich dem Klima an und werden nur 15–20 cm hoch.
In der Heilkunde verwenden wir das ganze blühende Kraut. Als Wirkstoffe sind ätherische Öle, Pflanzenfarbstoffe und Bitterstoffe bekannt. Doch damit scheinen die Heilkräfte der Schafgarbe noch lange nicht erklärt. «Schafgarb im Leib, tut gut jedem Weib» heisst ein altes Sprichwort. Sie wirkt hauptsächlich auf die Unterleibsorgane, bei Krämpfen und schmerzhaften Monatsregeln, gegen Verdauungsstörungen, bei Blähungen, Appetitlosigkeit, chronischer Verstopfung. Sie regt den Stoffwechsel an und damit die Blutbildung, steigert den Appetit und die Lebertätigkeit. Wir finden Schafgarbe in Rezepten zu magenstärkenden Likören.
Es ist besser, den Tee schwach zu dosieren, dafür aber öfter zu trinken. Einen Teelöffel geschnittenes Kraut mit einer Tasse kochendem Wasser anbrühen, zehn Minuten zugedeckt ziehen lassen. Eine halbe Tasse eine Viertelstunde vor den Mahlzeiten trinken oder 20–30 Schafgarbentropfen (Tinktur) in wenig Wasser nehmen. Gegen Unterleibskrämpfe wirken warme Wickel mit Schafgarbenabsud sehr gut.

84

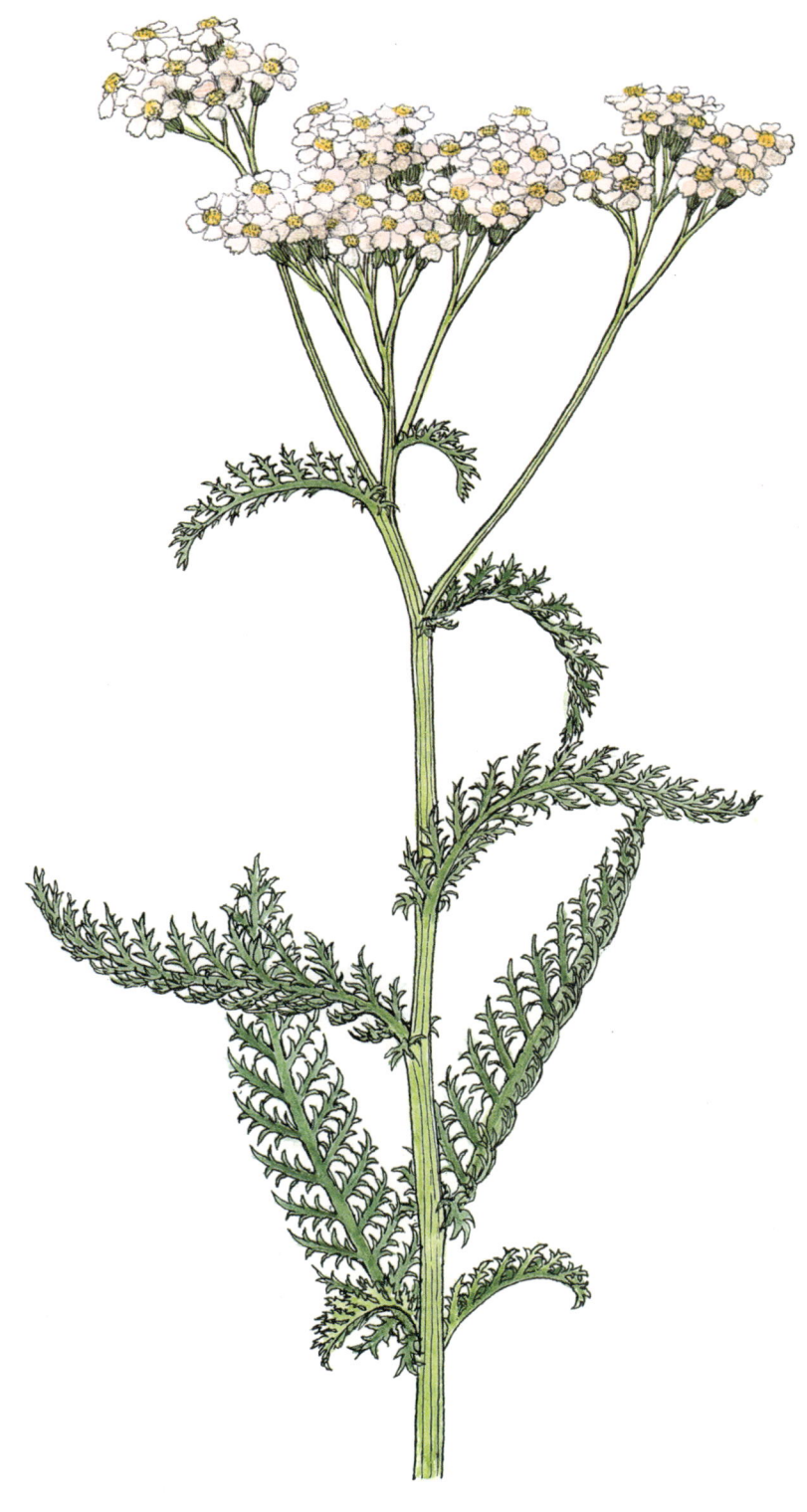

Lein

Linum usitatissimum
(Leingewächse)
Flachs
Lin cultivé

Wie hübsch blüht doch der Flachs, doch leider so selten, weil er immer weniger angebaut wird. Alles an dieser Pflanze ist zierlich, und die azurblauen Blüten — in der Natur eine eher seltene Farbe — bringen fröhliche Helle ins Grün der Gärten.
Der Flachs ist eine der ältesten Nutz- und Heilpflanzen. Schon Jahrhunderte vor Christus pflanzten Ägypter sie an, und heute noch liefern Ägypten und andere südliche Länder den Riesenbedarf an Leinfasern für die Leinenweber, den Samen für die Leinölfabriken und die besonders kultivierten Samen für die Heilkunde. Ein wahres Wunder der Schöpfung, wie man sieht: Es kleidet Menschen, nährt Mensch und Tier, liefert Heilkräfte und der Industrie wertvolle Fettstoffe.
Die einjährige Pflanze wird 30–100 cm hoch. Zarte, verzweigte Stengel tragen hellgrüne, spitze, schmale Blättchen. Zuoberst stehen die radförmigen, regelmässigen Blütenkronen. Sie reifen zur Frucht, einer runden Kapsel, in der die kleinen Samen zu einer Rosette angeordnet sind.
Für die Heilkunde sind die Samen wichtig — flache, kleine, hellbraun glänzende Körner. Sie enthalten viel Schleim in der Schale, etwa 40 Prozent Öl und nährende Eiweissstoffe. Und hier nun die vielseitigen Anwendungen: geschroteter Leinsamen als Diätmittel bei Darmstörungen und, wie oben erwähnt, zur Regulierung der Fettverdauung und des Cholesteringehaltes im Blut. Einen Teelöffel ganze Samen 2–3 Stunden in kaltem Wasser quellen lassen und vor dem Schlafengehen trinken hilft gegen Darmträgheit und Entzündungen der Verdauungs- und Harnorgane. Es versteht sich, dass wir bei solchen Kuren stopfende Speisen, vor allem Schokolade, weglassen und das Rauchen kategorisch einschränken. Ganz besonders geschätzt sind die feuchtwarmen Umschläge, Kataplasmen mit dem Leinsamenmehl, das aus entölten Leinsamen hergestellt wird. Wir bringen damit Aissen und Furunkel rasch zum Reifen, lindern Gelenk- und Muskelschmerzen, fördern die Heilung von Quetschungen und Blutergüssen. Das kaltgepresste Öl verwenden wir als Diätöl. Braucht es noch mehr Beweise für das kleine Wunder?

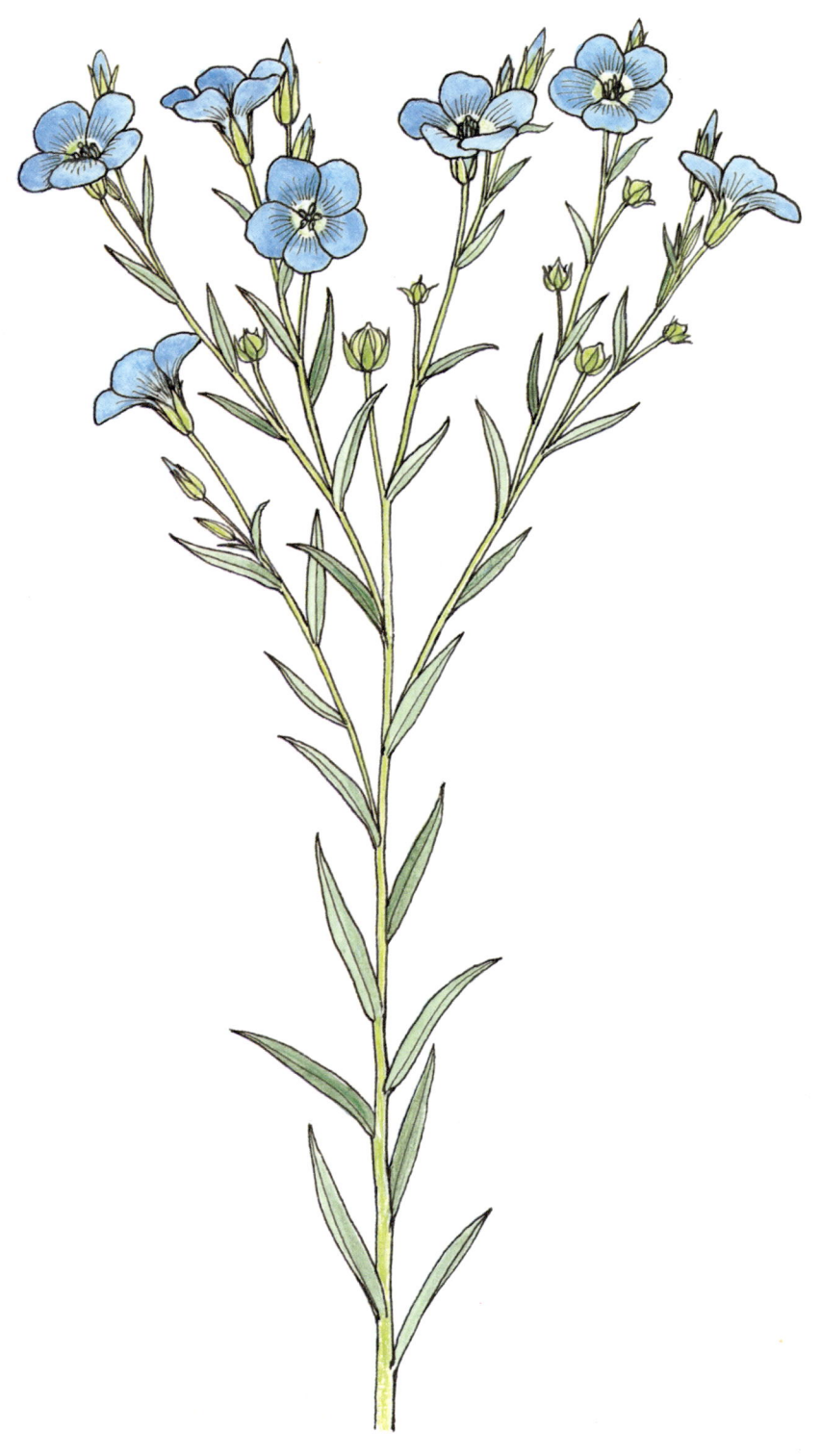

Spierstaude

Filipendula ulmaria
(Rosengewächse)
Bocksbart
Reine des prés

Auch Wiesengeissbart nennt man diesen Rosenblütler, oder Reine des prés (Wiesenkönigin). Die Wassergräben und Bächlein rund um unser Haus sahen nie so festlich aus wie im Sommer, mit dem Schmuck des blühenden Bocksbarts. Wir Kinder freuten uns jedes Jahr auf das Pflücken der Stengel, die wir dann in der Früchtekammer auf sauberem Packpapier zum Trocknen ausbreiteten.
Zum Glück ist diese Pflanze noch weit verbreitet und leuchtet mit ihren weissen Federbüschen aus dem Grün. Wir finden sie an Wasserläufen, in feuchten Auenwäldern, auf Ried- und Moorböden und bis in Höhen von 2000 m ü.M. Aus dem Wurzelstock spriessen bis zu einem Meter hohe Stengel. Das aus kleineren und grösseren Blättchen zusammengesetzte Laubwerk zeigt ein markantes Netz von Blattnerven mit silbriger Unterseite. Die sehr kleinen, cremefarbenen Blüten zieren als Trugdolden die Stengelenden. Typisch — fast betörend — duften sie im Juli und August, zur Zeit ihrer Hochblüte.
Vor hundert Jahren und wohl schon viel früher kannte man die Heilwirkung des Bocksbarts, aber noch kaum seine Wirkstoffe. Dann jedoch entdeckte ein deutscher Chemiker salicylähnliche Stoffe. Es gelang ihm, diese natürliche Verbindung chemisch nachzuahmen. Er nannte diesen Stoff erst Spiräin und später Aspirin. Wir nutzen noch heute die Salicylwirkung der Spierstaude bei Erkältungen, Grippeanfällen, Fieberzuständen. Der Tee wirkt wasser- und schweisstreibend und lindert auch rheumatische Schmerzen. Wir übergiessen einen Esslöffel des geschnittenen Krautes mit einem halben Liter kochendem Wasser und lassen es fünf Minuten zugedeckt ziehen. Zu einer Schwitzkur trinken wir zwei Tassen ordentlich heissen Tee und legen uns ins Bett. Nehmen wir ein Aspirin oder Alcacyl dazu, ist die Wirkung noch stärker. Man kann den Tee natürlich auch tagsüber trinken, um Fieber zu senken. Auch Teemischungen gegen Rheuma und Wassersucht enthalten oft Spierstaude.
Ein Lob darum unserem Bocksbart. Auch ihm gehört ein Platz im Chrüterchäschtli. Ein Rezept für Grippetee siehe Seite 133.

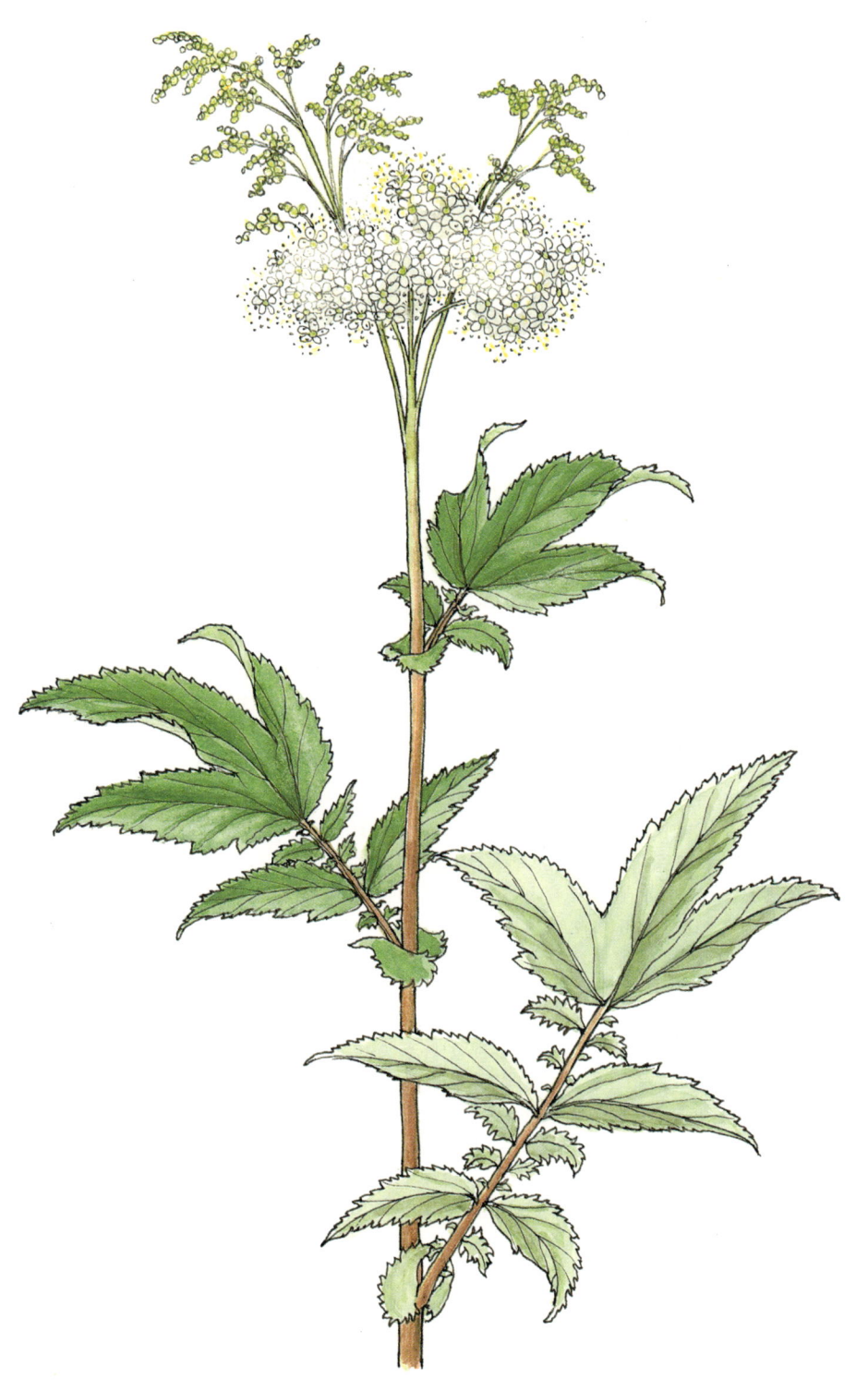

Zaunrübe

Bryonia dioica
(Kürbisgewächse)
Gichtwurz
Bryone dioïque

Mutter Natur kann mit ihren Gewächsen nicht nur wunderschöne Teppiche weben — denken wir an Waldmeister, Buschwindröschen, Bärlauch, Immergrün und Heidekraut —, auch für Tapeten und Wandschmuck ist sie mit einer fast grenzenlosen Vielfalt besorgt. Wie öde wären unsere Bachufer, Waldränder und Gebüsche ohne die vielen Schling- und Kletterpflanzen. Manche erreichen Höhen bis zu zehn Metern, solange ihre Schlingschosse Halt finden; sie schmücken mit Laub und Blüten und im Herbst mit Beeren und Früchten die Landschaft. Efeu, Waldrebe, Hopfen und eben die Zaunrübe sind solche Kletterer.
Aus der Kürbisfamilie wachsen in unseren Gärten Gurken, Speise- und Zierkürbisse und als Wildpflanze zwei Zaunrübenarten. Die zweihäusige Art ist winterhart, wächst nicht nur in Hecken, sondern siedelt sich menschenfreundlich auch in Parkanlagen und Ziergärten an. Die mächtige Wurzel, einer Zuckerrübe ähnlich, kann bis 3 kg wiegen.
Im frühen Frühling treiben die hellgrünen Schosse aus. Ranken und Blätter, diese fünfteilig und handförmig, erinnern an das Laubwerk des Weinstocks. Sehr bald schlingen sich die Ranken um die Zweige anderer Sträucher oder kriechen über den Boden. Die vielen Blüten sind klein und unauffällig, die weiblichen gelblich, die männlichen grünlich. Im Herbst leuchten dann scharlachrote Beeren aus dem grünen Laub. Vorsicht: Sie sind giftig.
Die Heilkraft der Zaunrübe liegt in der Wurzel. Es sind recht komplizierte Wirkstoffe, die sich für die Teezubereitung nicht eignen. Wir halten uns darum besser an Fertigpräparate, am besten an die homöopathischen Kügelchen Bryonia alba D 4. Sie wirken vorzüglich gegen akute Fieberschübe, Muskel- und Gelenkrheumatismus, trockenen Husten bei Grippe sowie bei reizbarer und ärgerlicher Stimmung. Bei Hexenschuss, Ischias oder starkem Muskelkater nimmt man alle zwei Stunden 2–3 Kügelchen oder Rheumatropfen und wärmt die schmerzenden Stellen mit Einreibungen.

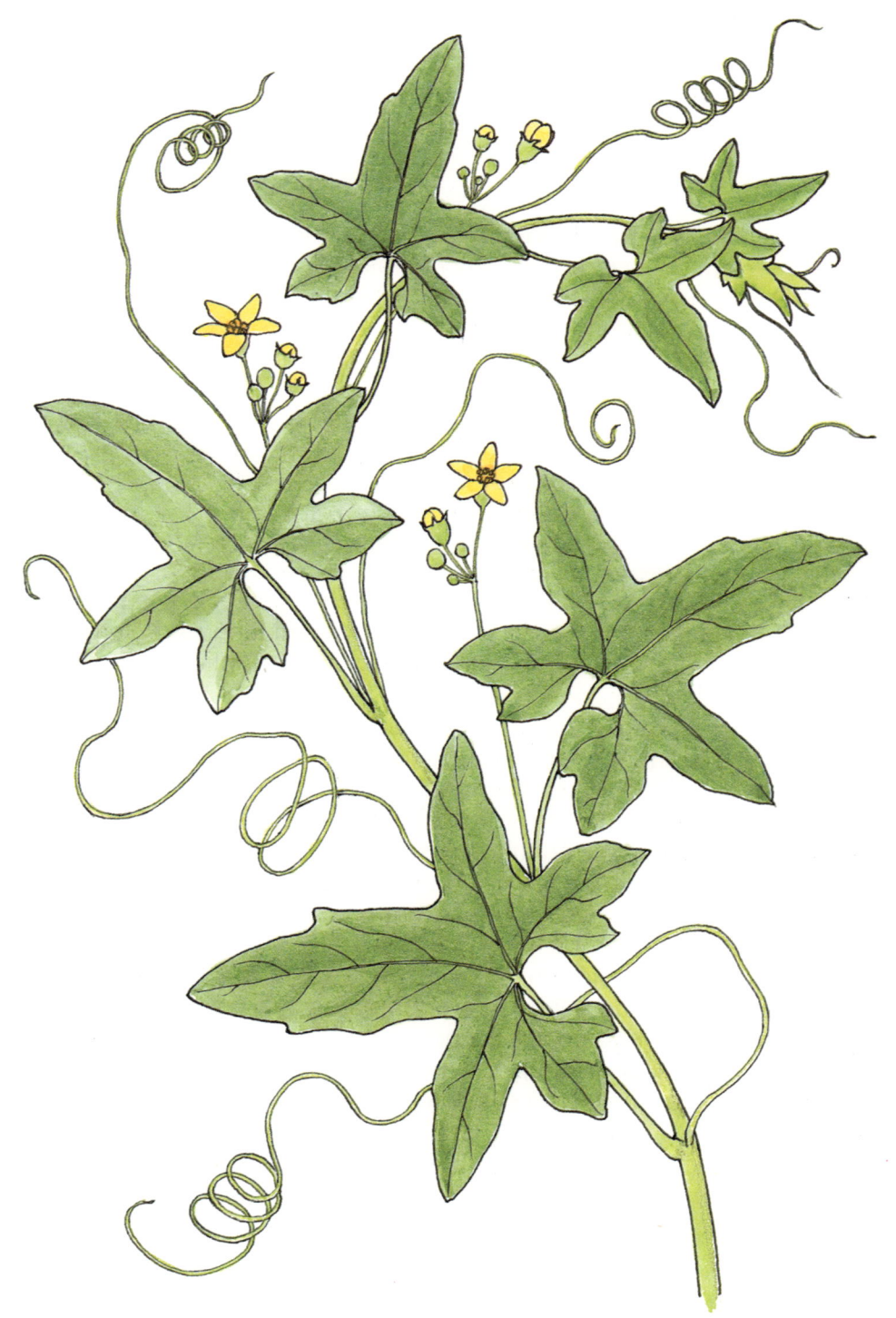

Kümmel

Carum carvi
(Doldenblütler)
Wiesenkümmel
Cumin des prés

Wer durch Weideland oder über magere Alpwiesen spaziert, könnte den Wiesenkümmel finden. Wo jedoch viel gedüngt wird, überlässt er den Platz anderen Gewächsen; er liebt sonnige Naturböden bis gegen 1800 m in Alpenregionen. Aber wie ihn finden unter den verschiedenen Doldenblütlern, dem Kerbel, der Bibernelle, den Baumtropfen?
Wer gut beobachtet, erkennt ihn bald an den feingeschnittenen, spärlich vorhandenen Blättern und den kantigen, hellgrünen Stengeln. Diese werden 30–80 cm hoch. Wenn wir ein Blättchen verreiben, riechen wir den typischen Kümmelduft. Oder, noch besser, warten wir bis zum Spätsommer. Die dunkelbraunen, länglichen Samen sehen, 1–2 davon kauen und das wärmende Aroma auf der Zunge kosten. Die Diagnose ist gesichert: Das ist Kümmel. Natürlich stammen die vielen Tonnen Kümmel, die wir jährlich als Gewürz und zu Heilzwecken brauchen, aus grossen Anbaugebieten in Holland, Deutschland und Polen.
Im ersten Jahr bilden sich Wurzel und Grundrosette und erst im zweiten Jahr das schlanke Gewächs, das ganz darauf angelegt ist, möglichst viele Sonnenkräfte in feurige Wärme zu verwandeln.
Damit ist bereits die Heilkraft des Kümmels angedeutet. Das ätherische Öl regt an, wärmt, steigert die Ausscheidung sowohl von Verdauungssäften in Magen und Darm wie auch die Milchbildung bei stillenden Müttern. Er wirkt krampflösend und erleichtert rasch bei Blähungen.
Wir verwenden den Kümmel meistens in Teemischungen (z.B. Durchfalltee, Seite 133). Als Verdauungshelfer wirken Schnäpse und Magenliköre mit Kümmel besonders günstig. Als Gewürz schätzen wir den Kümmel zum Mitkochen bei blähenden Gemüsen, Kohlarten, in Käse- oder Salzgebäcken, die zerstossenen Samen im Randensalat, als Zutat zu Käse und Wurstwaren, in Gulasch und Kuttelgerichten. (Siehe Büchlein «Gewürzkräuter», Quinche/Bossard.) Der Landwirt mischt Kümmelpulver in den Putztrank und ins Futter, um die Fresslust der Tiere zu fördern. Ein Dösli Kümmel gehört in die Würzecke.

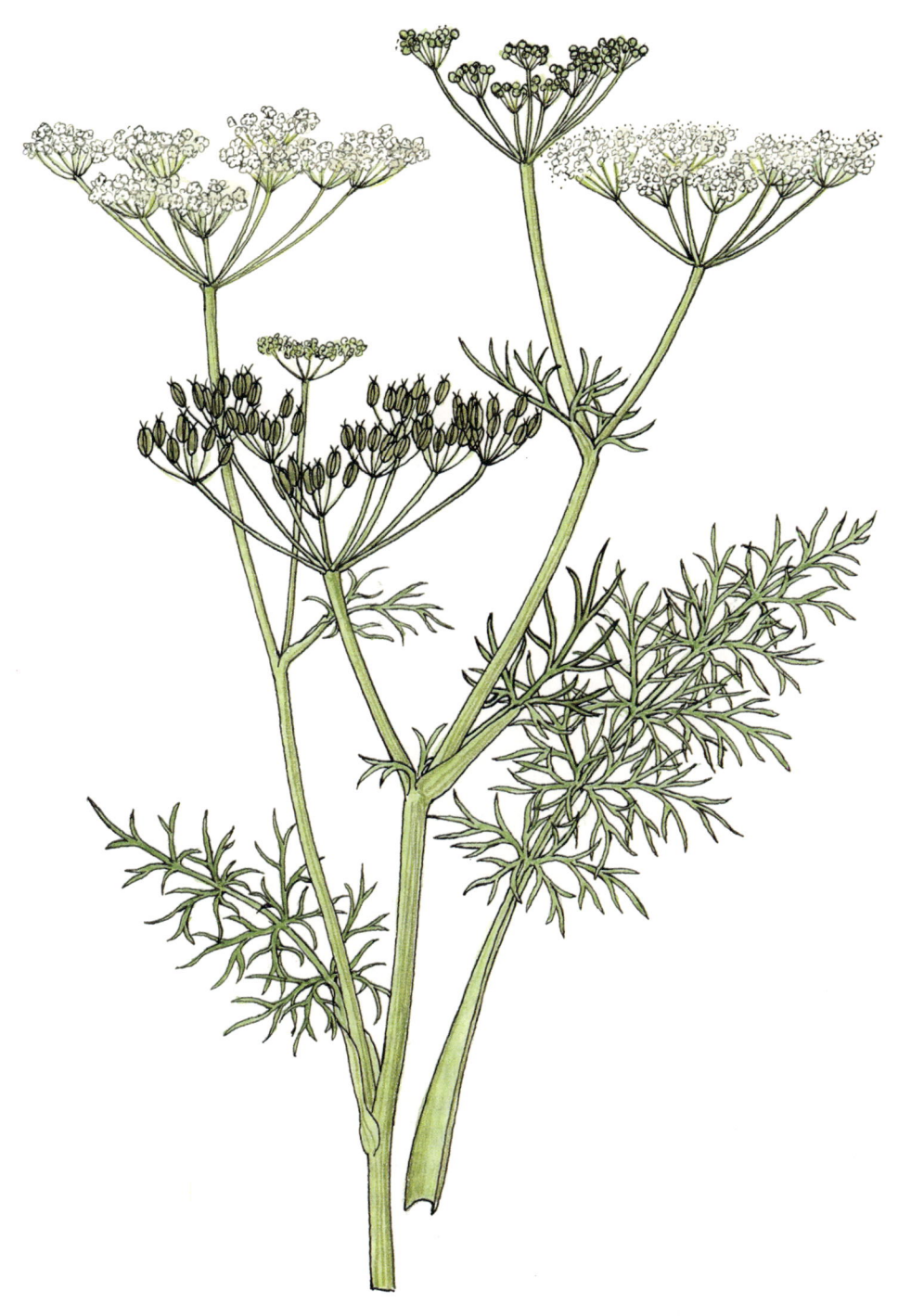

Salbei

Salvia officinalis
(Lippenblütler)
Salbine
Sauge officinale

In der interessanten und reichen Familie der Lippenblütler gehört der Salbei mit ihren vielen Arten ein Ehrenplatz. Nicht nur liefert sie mit ihrer schönen Blüte sozusagen das Modell des Lippenblütlers, fast nach Mass für die besuchenden Bienen geformt; sie begleitet den Menschen seit Urzeiten und steht ihm helfend und heilend zur Seite. Das kommt im Wort Salvia (Salvus = gesund, salvare = heilen) sowie im Begriff officinalis (als Arznei anerkannt) zum Ausdruck.

Die spärlich bewachsenen, heissen Kalkfelsen der Mittelmeerküste sind die Heimat der Salbei. Ihr üppiges Blattwerk ist ganz darauf angelegt, Wärme, kosmische Kräfte aufzunehmen, als ätherisches Öl zu speichern und gar in harzartigen Bestandteilen zu konzentrieren. So entstehen auch die Gerbstoffe, die mit zur Heilkraft der Salbei gehören.

Als Heilpflanze verwenden wir Gartensalbei. Sie ist wirksamer als die in Wiesen und Matten im Mai und Juni verbreitete Wiesensalbei. Gartensalbei ist winterhart, bildet abgerundete Büschel mit kantigen, unten holzigen und oben behaarten, graugrünen Stengeln, die 30–85 cm hoch werden. Die Jungtriebe sind krautig grün. Je nach Wetter und Lage überwintern eine Anzahl Laubblätter, wie die Neutriebe, graugrün und filzig behaart. Die verschieden grossen Blätter, länglich-oval, weichlederig, leicht gekerbt und kurz gestielt, erhielten im Volksmund den Namen «Müsliblätter». Die blauvioletten Blüten sitzen ringförmig in grünen, oft rötlichen Kelchen an den Stengeln.

Wer mit Liebe kocht, würzt mit Salbei, aber mit Mass. Das würzig-herbe Aroma hilft fette Gerichte verdauen (Truthahn), neutralisiert starke Düfte (Wildbret) und gilt als klassisches Gewürz für Saltimbócca und Kalbsleberspiessli. Beliebt sind auch die in Teig gebackenen Müsliblätter.

Aber nun zur Heilkraft. Das ätherische Öl und der Gerbstoff deuten auf «Entzündungen hemmen», im Mund, im Hals, im Magen, und heilen zugleich. 2–3 Blättchen mit einer Tasse Wasser aufkochen, fünf Minuten zugedeckt ziehen lassen. Der Tee dient gegen Nachtschweiss, auch zu Umschlägen auf schlecht heilenden Wunden und zum Gurgeln. Gute Gründe, um einen Salbeistock im Garten oder auf dem Balkon zu halten!

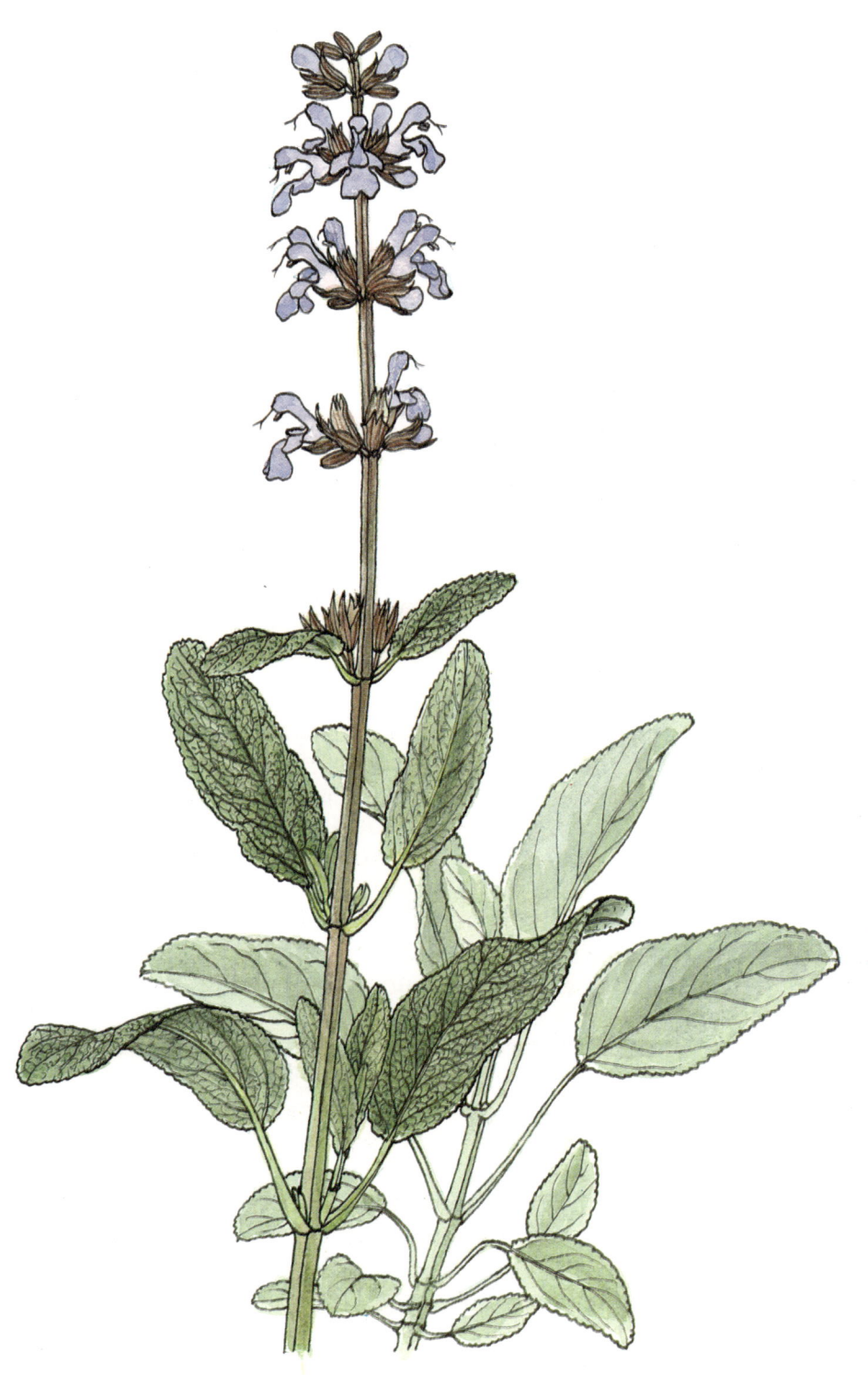

Schwarzer Holunder

Sambucus nigra
(Geissblattgewächse)
Flieder, Husholder
Sureau noir

Auf unseren Spaziergängen — in der Ebene und bis gegen 1500 m ü.M. — begegnen wir drei Holunderarten: dem Zwergholunder als krautigem Gewächs, dem Schwarzen und dem Roten Holunder, die Sträucher oder Bäume bilden. (Siehe Büchlein «Wildfrüchte», Quinche/Bossard.)
Man kann den Schwarzen Holunder wahrhaftig als guten Freund des Menschen bezeichnen. Überall in der Nähe von Siedlungen, Scheunen und Hütten, an altem Gemäuer, an Wasserläufen, Waldrändern und Lichtungen setzt er seine Farbtupfen. Der Strauch wächst sehr rasch und kann drei bis acht Meter hoch werden; er verzweigt sich vom Wurzelstock aus. Die Rinde ist korkartig, gelblich bis braun. An den Hauptästen spriessen Nebentriebe, die bald verholzen. Fünf- bis siebenteilige Blätter, am Rande fein gezähnt, bilden das üppige Laubwerk.
Zweimal im Jahr erfreut uns der Schwarze Holunder besonders: im Frühling mit den verschwenderisch leuchtenden, cremeweissen Trugdoldenblüten, die einen angenehmen, süsslichen Duft ausströmen, und wieder im Spätsommer, wenn die schwarzen Beerentrauben schwer aus dem grünen Laubwerk hängen und zum Pflücken einladen. Wir bewundern voller Dankbarkeit Freuden und Segen des Herbstes.
Die Heilkunde hat grosses Interesse am Holunder. Die Blüten enthalten vielseitige Wirkstoffe, die gegen Fieber, Erkältungen, Grippe, Katarrh und Rheuma eingesetzt werden. Der Tee — einen Esslöffel zerkleinerte Blüten mit einem halben Liter Wasser anbrühen, ziehen lassen — wirkt schweisstreibend, leicht krampflösend und regt Nieren und Darm an. Denken wir auch daran: Ein paar Tassen Holdertee wirken rasch gegen Grippe und Erkältungen.
Die reifen Beeren sind reich an Vitamin C, Zucker, Pektin und pflanzlichen Säuren. Sie werden, zu Presssaft, Fruchtmus (Latwerge), Sirup oder Konfitüre verarbeitet, ausgezeichnete Hausmittel gegen Erkältungen und zur Anregung des Stoffwechsels. In ländlichen Küchen werden noch vielerorts aus den blühenden Dolden Holderchüechli gebacken.

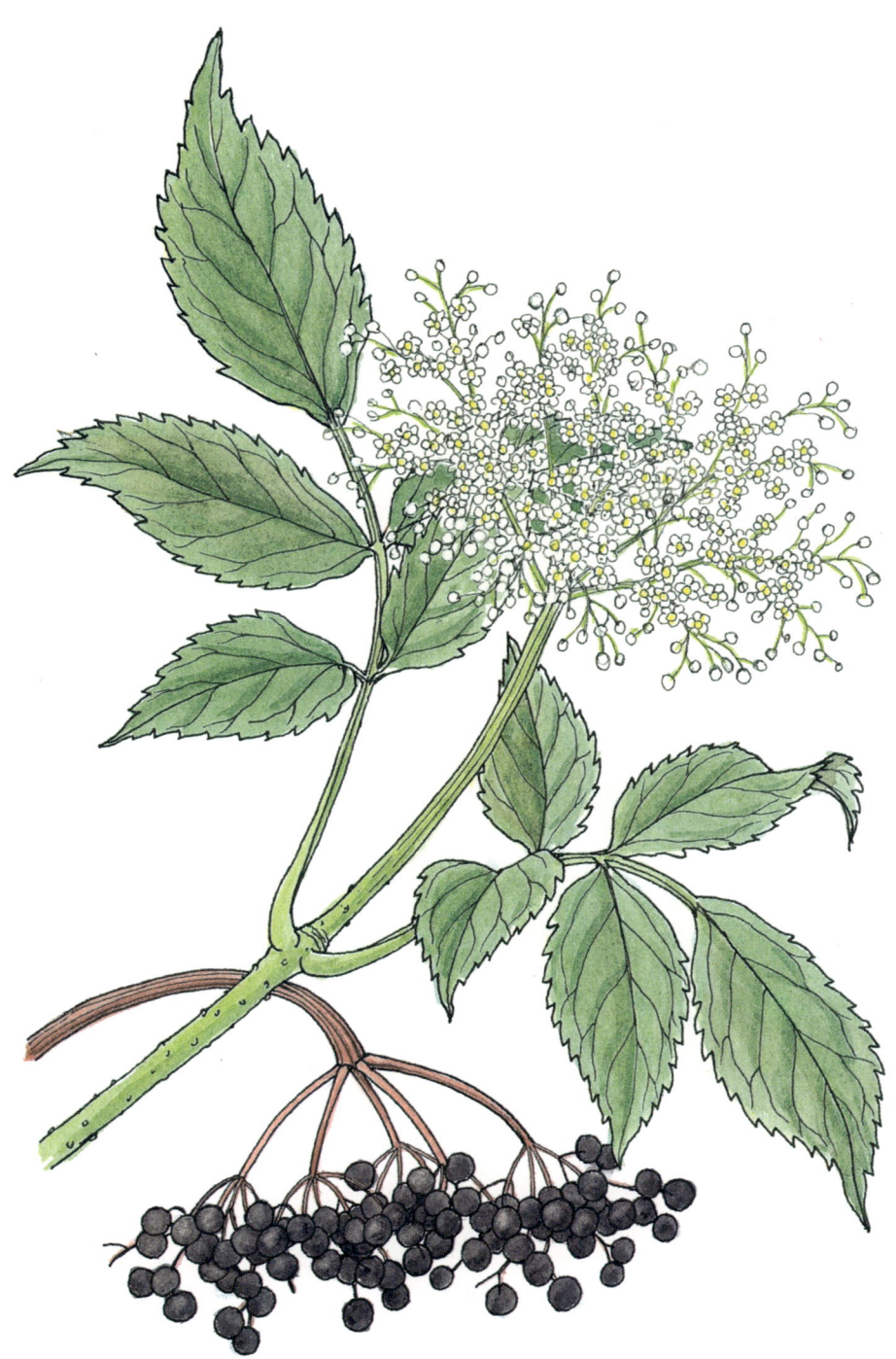

Hauhechel

Ononis spinosa
(Schmetterlingsblütler)
Schafhechle
Bugrane, ononis épineux

Die vielen tausend Arten der Familie der Schmetterlingsblütler sind voller Überraschungen in ihren phantasievollen Gestalten, Formen und Farben. Als krautige Gewächse kennen wir die Kleearten. Die vielen Hülsenfrüchte, die aus dem Bodenstickstoff Pflanzeneiweiss zu bilden vermögen, wie Bohnen und Erbsen, zählen zu ihnen. Holzige Sträucher und Bäume wie Goldregen, Ginster und Robinien gehören dazu, und auch die Gattung der Hauhecheln, von denen wir die als Heilpflanze wichtigste hier beschreiben.

Die dornige Hauhechel finden wir an sonnigen, trockenen Hängen, auf magerem Weideland, an Waldrändern, bis in voralpine Zonen. In fetten und gedüngten Böden fühlt sie sich nicht wohl. So wurde sie, wie viele andere Arten auch, in weniger genutzte Naturreservate verdrängt. Hier können sich die vielfältigen Lebensgemeinschaften (Biotope) an Pflanzen, Insekten und Tieren noch halten, als lebende Museen sozusagen, wenn die technisierte Welt einst nur noch aus Betonwüsten und wenigen Grünoasen bestehen wird.

Zurück zur Hauhechel. Stark verzweigte Stengel treiben aus dem Wurzelstock – oft rötlich gefärbt, mit Stacheln versehen – und bilden 20–60 cm hohe Stauden. Viele kleine, hellgrüne Blättchen mit gezähntem Rand stehen an den unteren Zweigen, die in einem spitzen Dorn enden (Vorsicht!). Die rosa bis karminroten Fahnenblüten sind kleine Kunstwerke der Natur, mit weissen oder rosaroten Flügeln und einem dunkleren Schiffchen in der Mitte. Der Strauch blüht mehrere Wochen; er könnte in Gärten als Zierstrauch gehalten werden.

Der Heilkundige schätzt die grosse, bis 50 cm lange Pfahlwurzel. In ihr sind ätherisches Öl, Saponin und Mineralstoffe enthalten. Der Tee wirkt hauptsächlich auf die Harnausscheidung und wird bei Wassersucht und Rheuma empfohlen. Wir weichen drei Esslöffel geschnittene Wurzel während 2–3 Stunden in einem Liter Wasser ein, lassen dies zehn Minuten leicht kochen und halten das Ganze in einer Thermosflasche warm. 3–5 kleine Tassen zwischen den Mahlzeiten trinken. Das Kraut muss weniger lange gekocht werden, wirkt jedoch schwächer.

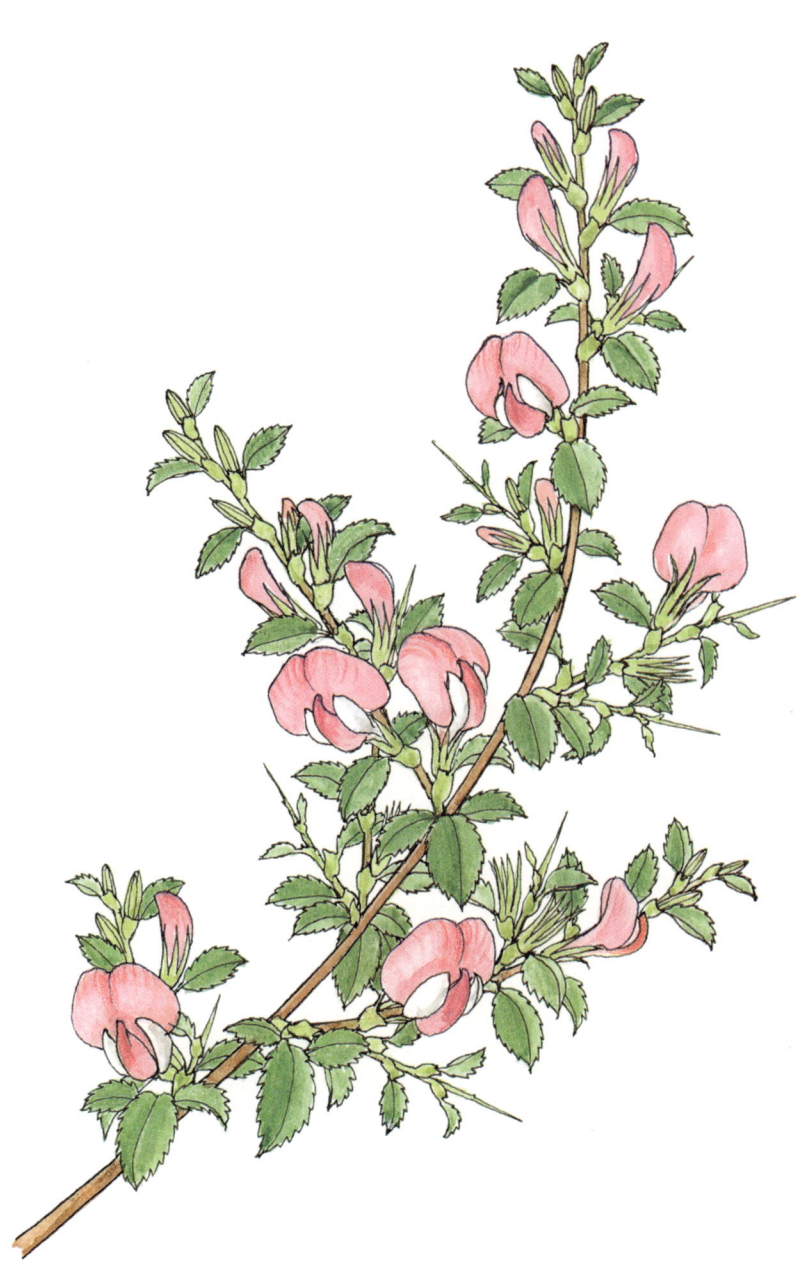

Hopfen

Humulus lupulus
(Maulbeergewächse)
Bierhopfen
Houblon

Wie wir bei der Zaunrübe gesehen haben (90), «turnt» diese mit
Hilfe von Ranken in die Höhe. Der Hopfen aber hat seine Stengel
und Nebentriebe mit rauhen Haaren ausgestattet und klettert als
Rechtswinder um natürliche oder künstliche Stützen himmelwärts.
An den Hopfendarren, die wir im südlichen Bayern da und dort
sehen, erreichen sie Höhen von sechs bis acht Metern. Die zahlreichen Blätter zeigen ganz verschiedene Formen; sie erinnern an
Rebenranken, oft sind sie handförmig tief eingeschnitten. An den
Stengelspitzen finden wir sogar einfache, ganze Blätter.
Aus der Familie der Maulbeergewächse stammend, zählen zu den
Verwandten des Hopfens der Maulbeerbaum, der Feigenbaum und
der Hanf. Eine weitere botanische Eigenheit: Die Pflanze ist zwei-
häusig, d.h. männliche und weibliche Blüten sitzen an verschiedenen Gewächsen. Wild wächst der Hopfen an Waldrändern, Fluss-
und Seeufern, in Auenwäldern und Hecken. Im Herbst leuchten die
goldgelben bis braunen Zapfen, die zierlich an den Zweigen hängen, aus dem grünen Laub.
Als Heilpflanze wie zur Bierherstellung dienen nur die weiblichen
Hopfenzäpfchen, d.h. die Blütenstände. Die jungen Triebe werden
in Hopfengegenden als Frühlingsgemüse und zu Salaten gegessen.
Als Wirkstoffe sind neben Harz, ätherischem Öl und Bitterstoffen
weitere Verbindungen zu nennen, die noch kaum erforscht sind.
Wertvoll sind die schlaffördernden und nervenberuhigenden Eigenschaften; sie dämpfen auch die sexuelle Erregbarkeit. Der Bitterstoff
und das ätherische Öl regen den Appetit an. Im Bier wirken sie als
natürliches Konservierungsmittel.
Da sich die Droge zur Teezubereitung weniger eignet, wird sie Teemischungen zugesetzt. (Rezept für Schlaftee siehe Seite 132.) Als
mildes Schlafmittel ziehen wir Dragées, Tropfen und Elixiere mit
Hopfenextrakten vor, mit denen wir die Wirkung besser dosieren
können. Nicht vergessen sei der Schlummerbecher, das abendliche
Bier. Auch dieses soll weise dosiert werden.

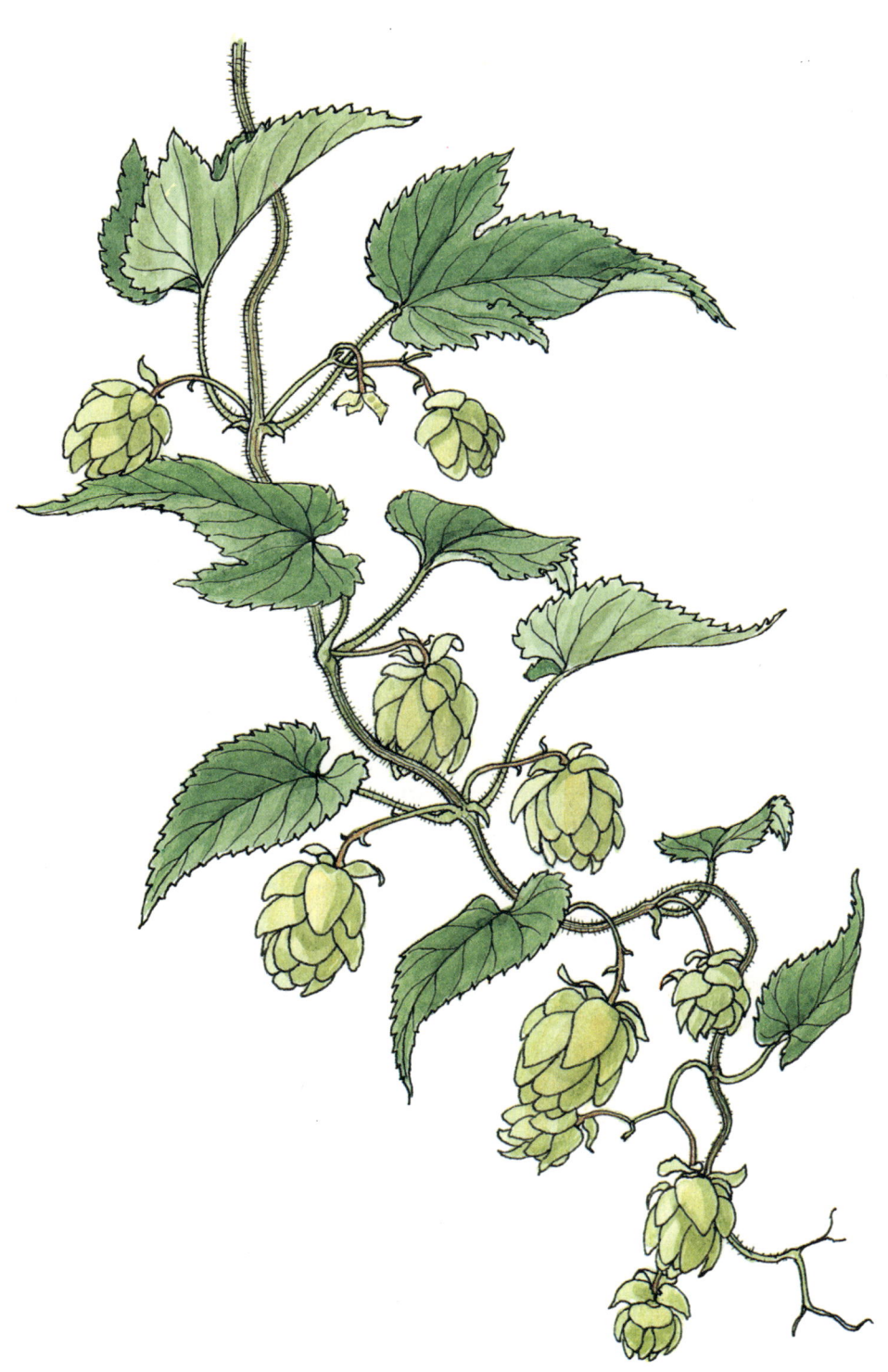

Baldrian

Valeriana officinalis
(Baldriangewächse)
Katzenkraut
Valériane

«Aber, aber! Wozu sich aufregen? Und so oft über Vorkommnisse von nebensächlicher Bedeutung!» Dies würde uns der liebe Freund Baldrian zurufen, wenn er reden könnte. Er ist der Schlüssel zu Gelassenheit und Ruhe, mit dem wir dem nervösen und sinnlosen Getue der Umwelt am besten begegnen können. Er wächst als ausdauernde Staude, die ziemlich häufig an Bächen, Seeufern, in Gebüschen, an Waldrändern, auf Weideland und an Geröllhalden bis in Höhen von 1500 m ü. M. vorkommt. Je nach Standort wächst er bis zu zwei Meter hoch. Aus einem kräftigen Wurzelstock, der Ausläufer bildet, treiben runde gerillte, grüne Stengel, die saftiggrüne gefiederte Blätter tragen. An Blühtrieben erscheinen vom Sommer bis zum Herbst die meist blassrosa oder rötlich, seltener weiss gefärbten Trugdolden. Der Baldrian ist die höchstwachsende von etwa 20 Arten seiner Familie, die sich durch verschiedene Merkmale von Doldenblütlern unterscheidet. Wer es genau wissen will, riecht an der Wurzel. Der blühende Stengel macht sich recht hübsch in einem Feldblumenstrauss.
Im Wurzelstock finden wir den typisch riechenden Wirkstoff, der den Baldrian zum grossen — und vor allem unschädlichen — Beruhiger vieler geplagter Menschen macht. Darum wohl nannten ihn die Römer Valeriana (Valere = wertvoll). Und modernste Beruhigungsmittel spielen auf den Namen an. Baldrian beruhigt die Nerven, erleichtert das Einschlafen und ist auch gegen nervöse Herzbeschwerden, Unruhe und Angstzustände wirksam. Zur Teezubereitung legen wir einen Teelöffel geschnittene Wurzel 3—4 Stunden in Wasser ein, kochen dann auf und lassen den Tee weitere 1—2 Stunden stehen. Bei starker Nervosität ist es ratsam, den Tee mit den Wurzeln warmzustellen und alle 2—3 Stunden eine halbe Tasse davon zu trinken.
Bequemer in der Anwendung ist die Baldriantinktur, die aus frischen Wurzeln zubereitet wird. Man nimmt eine Stunde vor dem Schlafengehen 20—40 Tropfen auf einen Zucker oder mit wenig Wasser. Kombinierte Präparate mit Hopfen, blühendem Hafer, Passionsblume, Melisse usw. sind jedoch wirksamer. Wer von starken Schlaftabletten loskommen will, erinnere sich des unschädlichen Baldrians. Ein Rezept für Schlaftee auf Seite 132.

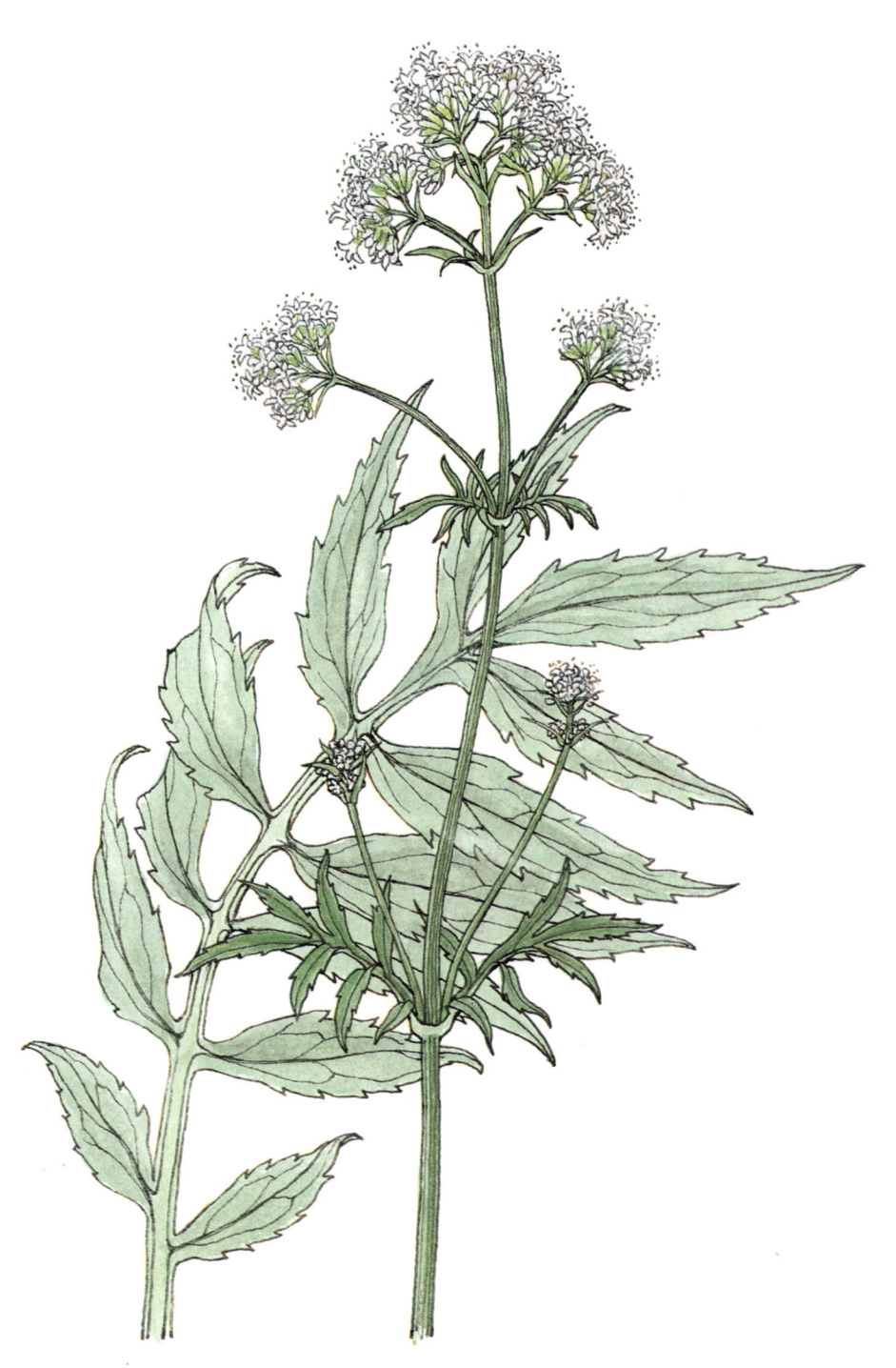

Enzian

Gentiana lutea
(Enziangewächse)
Jänzene
Gentiane jaune

Zur Enzianfamilie gehören die wunderbaren Blüten der Alpenflora, die mit ihren Farben «konzentriertes Himmelblau» widerspiegeln. Je höher hinauf, um so prächtiger die Blüten, die sich nur der strahlenden Sonne öffnen. Die Heilpflanzen der Familie (Bitterklee 26, Tausendguldenkraut 82) und der gelbe Enzian enthalten die stärksten Bitterstoffe, die bekannt sind.
Beim grossen, gelben Enzian staunen wir schon im Frühjahr über die kräftigen Blattrosetten, die wie Kopflattiche aussehen. Die Blätter sind graugrün, oval und stark genervt. Sind die Wurzeln nach einigen Jahren erstarkt, treiben sie einen kerzengeraden Blütenstengel von 60–120 cm Höhe. Er trägt die Blätter kreuzgegenständig, wie grüne Schalen, die die zahlreichen gelben Blüten schützen. Zur Blütezeit stehen die Pflanzen wie leuchtendgelbe Fackeln in der Landschaft. Der kräftige, im steinigen Grund stark verzweigte Wurzelstock ist 6–8 cm dick und kann bis zu einem Meter lang werden. Da er auch zur Herstellung von Enzianschnaps gebraucht wird, musste diese Pflanze in verschiedenen Gebieten geschützt werden.
In der gelben Wurzel ist ausser Zucker, Schleim und Pektin der bereits erwähnte Bitterstoff enthalten. Er bietet uns seit dem Altertum die klassische Heilkraft gegen Magengebresten, Appetitmangel, Verdauungsschwäche. Die Wurzel wird meistens in Mischungen für Magentee verwendet: Rezept Seite 133.
Viel häufiger brauchen wir die Enziantinktur oder gemischte Magenelixiere, 20–30 Tropfen eine halbe Stunde vor den Mahlzeiten, den Enzianschnaps als Verdauungshelfer auch nach dem Essen. Jäger und Älpler preisen den «Enzian» geradezu als Lebenselixier. Ein bitterer Schluck auf ihr Wohl!

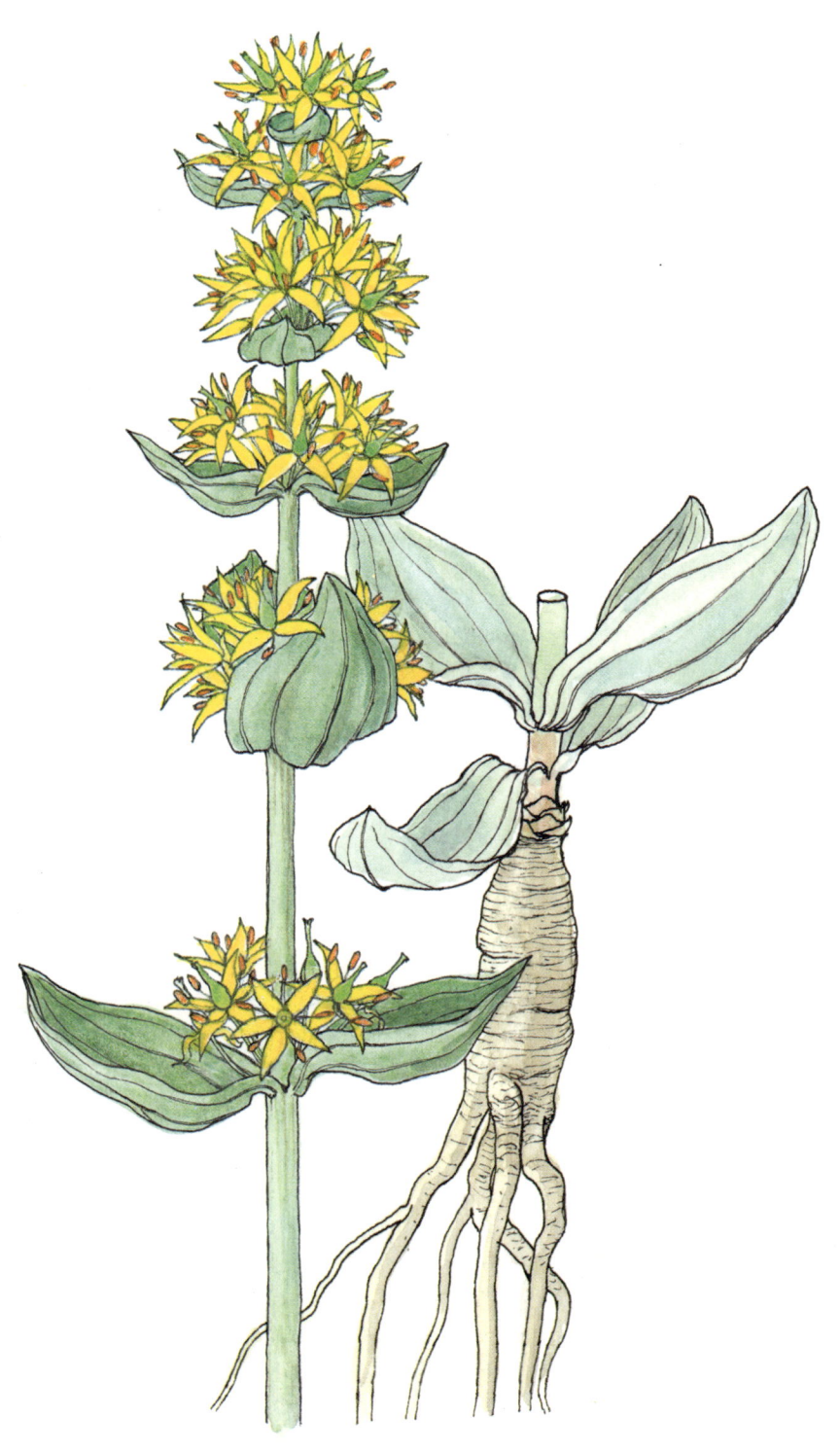

Brombeere

Rubus fructicosus
(Rosenblütler)
Schottische Brombeere
Mûrier sauvage

Die Brombeere führt uns wiederum in die grosszügige Familie der Rosenblütler, die von der kleinen Walderdbeere bis zu den stattlichen Fruchtbäumen reicht. Die Himbeere ist der Brombeere am nächsten verwandt; sie selbst bildet mit unerschöpflicher Phantasie siebzehn verschiedene Arten und bringt damit selbst die Botaniker etwas in Verwirrung.

Einfacher hat es der Beerensammler. Was da schwarzbraun glänzend aus dem dornigen Gestrüpp leuchtet, ist die gesuchte Frucht mit köstlichem Aroma. Die stachligen Stauden mit ihrem Wirrwarr an Ästen wachsen ziemlich überall. Wer sie im Garten zähmen will, braucht dicke Handschuhe und viel Geduld.

Brombeeren vermehren sich durch Samen und Ableger und nehmen ungestüm ein Terrain in Besitz, das nicht genutzt wird. Im ersten Jahr wachsen nur Blätter; erst im zweiten Jahr entwickeln sich an den vorjährigen Trieben die weissen bis rosafarbenen Blüten, die rispenförmig an den Zweigspitzen stehen. Die Blütezeit dehnt sich vom Sommer bis in den Herbst aus; fast gleichzeitig reifen Früchte neben den Blüten; der Beerensegen will nicht enden. Wie bei der Himbeere sind die drei- bis fünfteiligen Blätter oben frisch grün, unten etwas weisslich. Bei einigen Arten verfärbt sich das Laub im Herbst rot.

Die Blätter werden getrocknet und als sehr mildes Heilmittel gegen leichte Entzündungen eingesetzt, wobei Gerbstoffe und milde organische Säuren wirksam werden. Meistens kombiniert man die Blätter zu Teemischungen. In Mangelzeiten diente eine Mischung von Brombeer-, Himbeer-, Erdbeerblättern und Waldmeister als Schwarztee-Ersatz. Er stopft weit weniger als der Schwarztee. Beliebter sind natürlich die Beeren. Wer die Mühe nicht scheut, kann sie fast überall gratis pflücken. Es ist jedoch ratsam, mit festen Schuhen, robusten Kleidern und mit einem Fläschli Wundtinktur in der Tasche zur Ernte anzutreten. Die Dornen sind viel zahlreicher als die Beeren. Aber zu guter Letzt: Wer wäre nicht stolz auf selbstgekochte Konfitüre, die mit ihrem Vitamingehalt bei Grippe und Erkältung vorzüglich wirkt. (Büchlein «Wildfrüchte», Quinche/Bossard.)

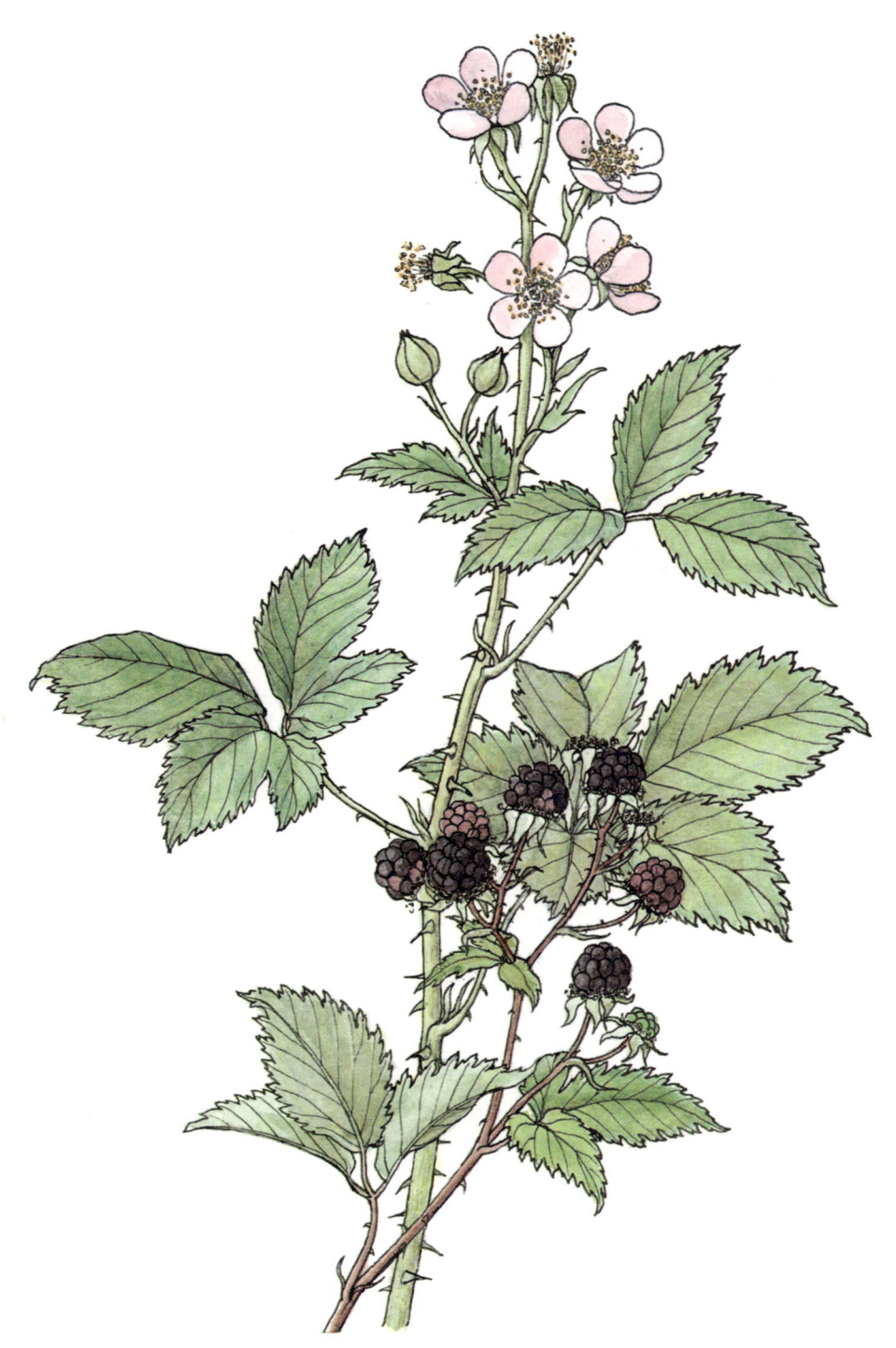

Weide

Salix purpurea u. a.
(Weidengewächse)
Purpur- und Silberweide
Saule pourpre

Wer weiss — vielleicht hätte die Erosion unsere Lebensbereiche längst mit sich fortgerissen und abgetragen, fort in Seen und Meere, gäbe es nicht die zahlreiche Weidenfamilie, die mit ihren Wurzeln Geröll und Geschiebe an Bächen, Flüssen und Seen zusammenhält. An Bach- und Flussufern verhindert das Wurzelwerk die Unterspülung. Im Gebirge festigen niederliegende Weidenarten mit meterlangen Wurzeln den Gesteinsschutt.

Der Lebensraum der Weiden ist ähnlich wie bei den Birken: Wasser um die Wurzeln, Wind und Licht im Laubwerk. Alles an ihnen scheint sich zu biegen und zu fliessen, selbst ihre Arten fliessen mit zahlreichen Kreuzungen durcheinander und bilden Sträucher und Bäume, wie zum Beispiel die Kopfweide mit niederem, dickem Stamm und besenartiger Krone. Streichen Winde durch die Auenwälder, ziehen silbrige Wogen durch das Blattwerk der Weiden.

Silbrige Kätzchen künden die Osterzeit an (Pflanzenschutz!). Als goldgelbe Knospen leuchten die männlichen Blüten, und bald webt das frische, gelbgrüne Laub einen Frühlingsschleier ins satte Grün der Landschaft. Ein letztes Mal spielt der Wind mit den silbrigen Flughaaren der Samen, bis Novemberstürme das Laubwerk mit sich fortreissen. Jetzt holen sich die Korbflechter die elastischen Zweige als Arbeitsmaterial für lange Winterabende. Dies war auch die Zeit, da wir Buben unsere Indianerhorste auf den Weidenstrünken dem Winter und den Krähen überlassen mussten.

In den Stämmen und Ästen der Weidengewächse wie in den Birken vollzieht sich ein intensiver Flüssigkeitsaustausch, so dass sich die Wirkstoffe hauptsächlich in der Rinde ablagern: Es sind dies Salicylsäure (die ihren Namen von Salix = Weide ableitet) und Gerbstoffe. Moderne Kräuterforscher erkennen in der Entstehung der Salicylsäure im pflanzlichen Säftefluss ihre Wirkung auf gestörte Säftefunktionen im menschlichen Organismus, auf Rheuma und Fieber. Weidenrinde regt die Ausscheidung der Nieren an und lindert rheumatische Entzündungen und Fieber. Teemischungen mit der Rinde sind wirksamer als die Droge allein. Ausserdem bestehen verschiedene Präparate.

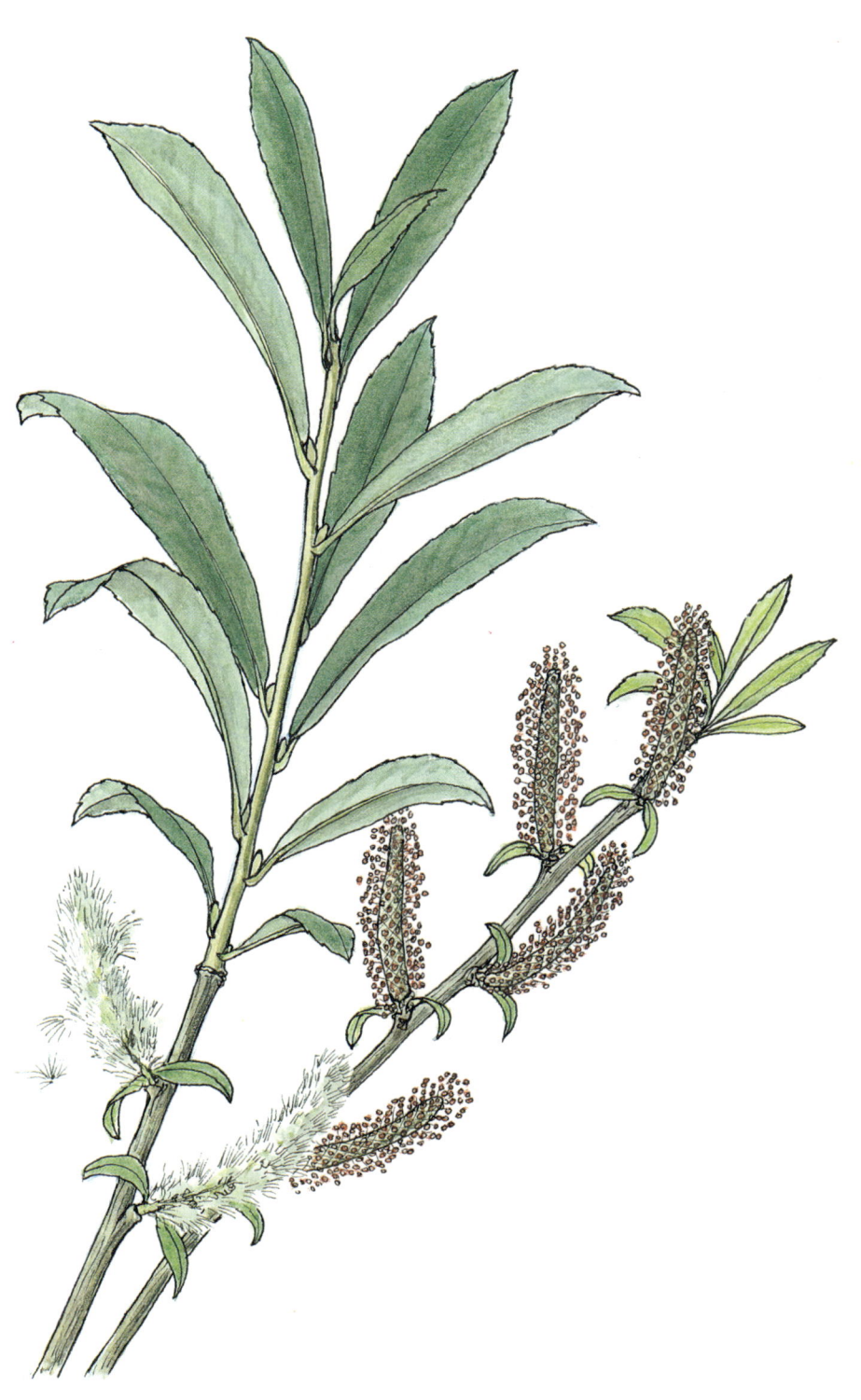

Quendel

Thymus serpyllum
(Lippenblütler)
Feldthymian, Chölm
Thym serpolet

Wenn wir uns auf mageren, trockenen Alpweiden zur Rast hinsetzen, kündet uns ein herber Duft nach Minze und Zitrone den Quendel an, der als niederkriechender Zwergstrauch sehr häufig vorkommt. Wie seine südlichen Verwandten aus der Lippenblütlerfamilie (Rosmarin, Oregano) braucht er viel Sonne und Wärme und hält sich darum in steinigen Gebieten am Boden, wo die Bodenwärme besonders stark ausstrahlt.
Dicht aneinandergepresst spriessen die kleinen Lippenblüten, in mehr oder weniger langen Köpfchen angeordnet. Ihre Farbe variiert von Lila über Violett bis Rot. Sie spriessen und blühen unentwegt bis spät in den Herbst. Die ganze Pflanze ist leicht behaart und überdauert unter der Schneedecke den Winter. Der eigentliche Bruder des Quendels, der Gartenthymian oder echte Thymian (Thymus vulgaris), gedeiht wild in Mittelmeergebieten. Mit der längeren Wachstumszeit kann er es sich leisten, höher zu wachsen, zu Zwergsträuchern bis zu 35 cm Höhe. Seine Blüten sind lilarosa, Stengel und Blättchen leicht filzig behaart. Beide Gewächse riechen stark aromatisch, der Thymian noch stärker als der Quendel.
Beim Quendel gelten die ätherischen Öle als Hauptwirkstoff, begleitet von Gerbstoff und wenig Bitterstoff. Wir schätzen den Tee als sehr gutes schleimlösendes Mittel bei Husten, Keuchhusten und gegen Magen- und Darmstörungen. Äusserlich dient der Tee zu Umschlägen auf schlecht heilende Wunden. Zubereitung: Einen Esslöffel geschnittenes Kraut mit einer Tasse kochendem Wasser übergiessen, fünf Minuten zugedeckt stehen lassen, mit Honig süssen. Als Gewürz eignet sich das herbe Aroma speziell für Weinbeizen, Fisch- und Pilzgerichte.
Im Thymian kommen vorwiegend krampflösende und desinfizierende Wirkstoffe des Thymianöls zur Geltung. Anstelle des Tees verwenden wir häufiger Extrakte in Hustenmitteln und Keuchhustentropfen, wobei auch die bakterientötenden Eigenschaften des Thymols von Bedeutung sind. Thymian oder Quendel — eines von beiden gehört in die Kräuterecke.

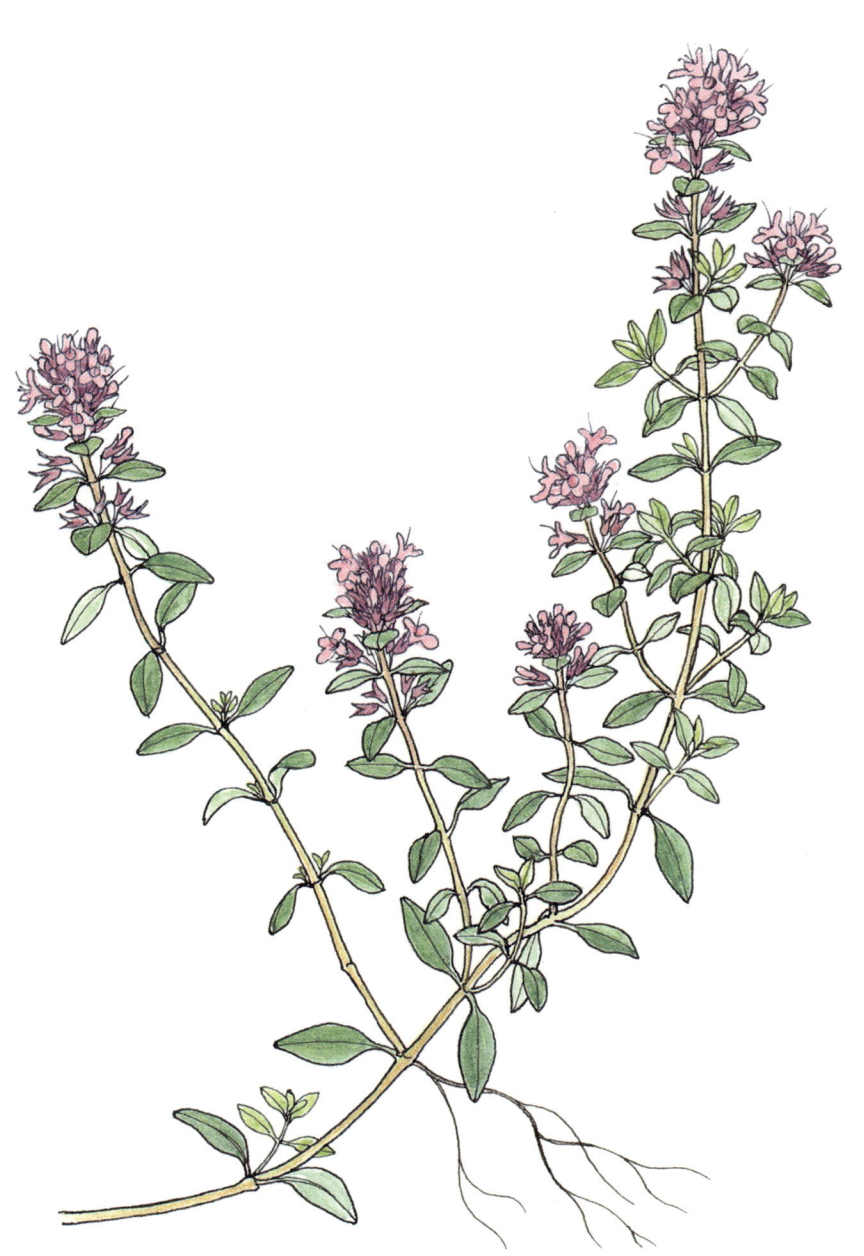

Rosskastanie

Aesculus hippocastanum
(Rosskastaniengewächse)
Rosschestene
Marronnier

Ein Frühlingserwachen ohne die grossen, braun glänzenden, wie mit Firnis gestrichenen Knospen der Rosskastanie können wir uns nicht vorstellen. Über Nacht, nach einem milden Regen, brechen die Schuppenknospen auf. Zierliche, zart mandelgrüne Blättchen mit einem Flaumüberzug, kleinen Kinderhänden gleich, drängen zum Licht, zur Wärme.
In den tieferen Lagen des Mittellandes wird der Baum bis dreissig Meter hoch. Er ist uns so vertraut, dass wir ihn als heimische Art betrachten. Er ist aber ein «Orientale», der im 16. Jahrhundert aus Kleinasien zu uns gebracht wurde. Sehr rasch fand er Verbreitung, zuerst in Patriziergärten, dann auch als Schattenspender vor Rathäusern, Kirchen, auf öffentlichen Plätzen und als Alleebaum. Die Rosskastanie ist sehr resistent gegen Klimaeinflüsse, Insekten und Luftverschmutzung.
Wir kennen alle die sattgrünen, fünf- bis siebenteiligen, langgestielten Blätter. Zur Blütezeit ist der Baum ein wahres Naturwunder. Tausende von Blütenständen, konisch, traubenförmig, wie Kerzen aufrecht stehend, zieren das Laubwerk.
Die dicht aneinandergedrängten, weissen Blüten sind mit gelben Flecken geziert, die nach und nach ins Rötliche übergehen; sie erinnern an die Röcklein von Balletteusen. Eine niedrigere Form mit kleineren Blättern und roten Blüten spriesst etwas später. Beide Blüten duften sehr angenehm.
Ist die Zeit gekommen, wirft der Baum wie auf Kommando den rostbraunen Herbstmantel um und verschönert ein letztes Mal die Landschaft. Die Rosskastanienfrüchte stecken in kugeligen Kapseln, die wie junge Igel aussehen; beim Aufbrechen in der Reife fallen zwei oder drei grosse glänzendbraune Samen heraus. Buben füllen ihre Hosentaschen damit, Kinder sammeln sie gerne für allerlei Hobbyarbeiten. In Tierparks füttert man Huftiere mit Rosskastanien.
Blüten und Früchte enthalten Heilkräfte, die seit langer Zeit gegen Krankheiten der Blutgefässe verwendet werden. Forschungen der letzten Jahrzehnte bestätigten diese Wirkung. Extrakte aus der Rosskastanie festigen die Venenwände und finden heute in den meisten Präparaten gegen Blutstauungen, Krampfadern, Hämorrhoiden usw. Verwendung.

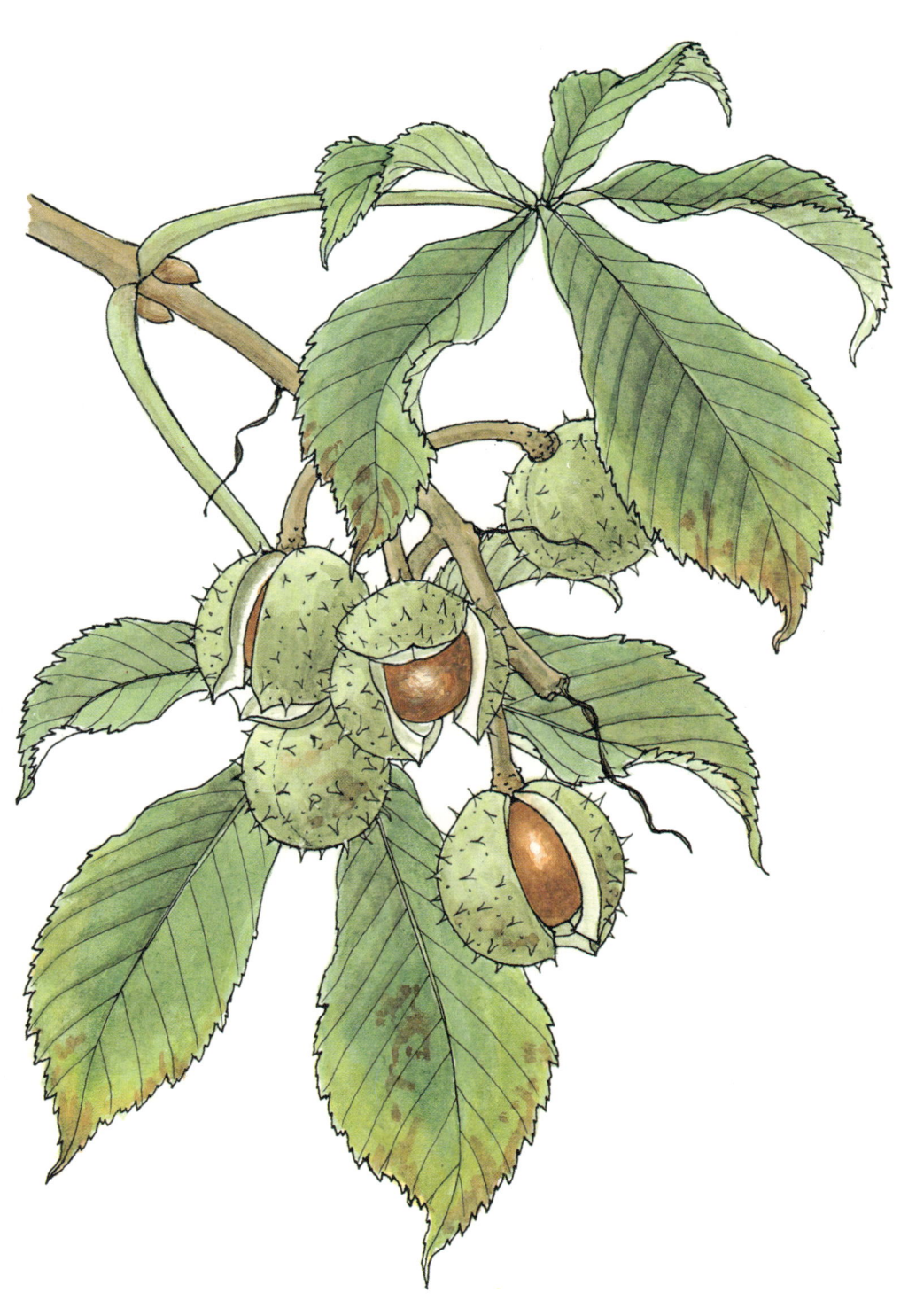

Wollblume

Verbascum phlomoides
(Rachenblütler)
Königskerze
Bouillon blanc, Molène

Die Königskerzen verdienen durchaus diesen stolzen Namen. Die meterhohen, kerzengeraden, dicken Stengel mit den goldgelben Blüten suchen sich auch Standorte im offenen Brachland aus, wo sie königlich das Landschaftsbild beherrschen. Ich freue mich immer über Gärten, wo man die grossen dekorativen Pflanzen noch duldet, obwohl sie viel Platz beanspruchen und keine Könige zu Besuch erwartet werden.

Wie andere zweijährige Pflanzen bildet die Königskerze oder Wollblume im ersten Jahr nur eine flach am Boden liegende Blattrosette und überwintert in diesem Stadium. Im Mai darauf, kaum dass der Boden genügend durchwärmt ist, wächst der Blühstengel, der über zwei Meter hoch werden kann. Die Grund- und Stengelblätter wachsen gleichzeitig in die Breite, werden nach oben immer kleiner und bilden zwischen den zahlreichen Blüten nur noch kleine Schutzorgane. Die ganze Pflanze ist mit einem wolligweichen Belag überzogen, er gibt ihr die silbergraue Farbe. Daher auch der Name Wollblume. In den goldgelben Blütenrädchen leuchten rote Staubgefässe. Ein wunderschönes, königliches Kleid fürwahr und für den Heilkundigen das Merkmal einer schleimhaltigen Pflanze.

Als Heilpflanze kennen wir zwei Arten, die aber nur schwer zu unterscheiden sind. Die Blüten werden vor allem verwendet. Schleime, Saponin, heilkräftige Farbstoffe, ätherisches Öl und Zukker sind in ihnen zu finden. Wir schätzen den Tee zur Behandlung von Husten, Erkältungen und Entzündungen der Luftwege oder zum Gurgeln gegen Halsweh und Heiserkeit. Meistens mischen wir die Blüten in Brustteemischungen. Man kann aber die süsslichen Blüten auch kauen, um einer akuten Rachenentzündung Einhalt zu gebieten. In Milch gekochte Blätter sind ein altbewährtes Hausmittel für Umschläge auf Hautentzündungen, Verbrennungen, Abszesse, Furunkel und Hämorrhoiden. Wer Blüten für seine Kräuterecke sammelt, lagert sie ganz trocken in einem kleinen Einmachglas.

Die ersten Schneestürme wirbeln über das Land. Die Königskerzen sind erloschen; nur die braunen Kandelaber stehen noch in der Kälte.

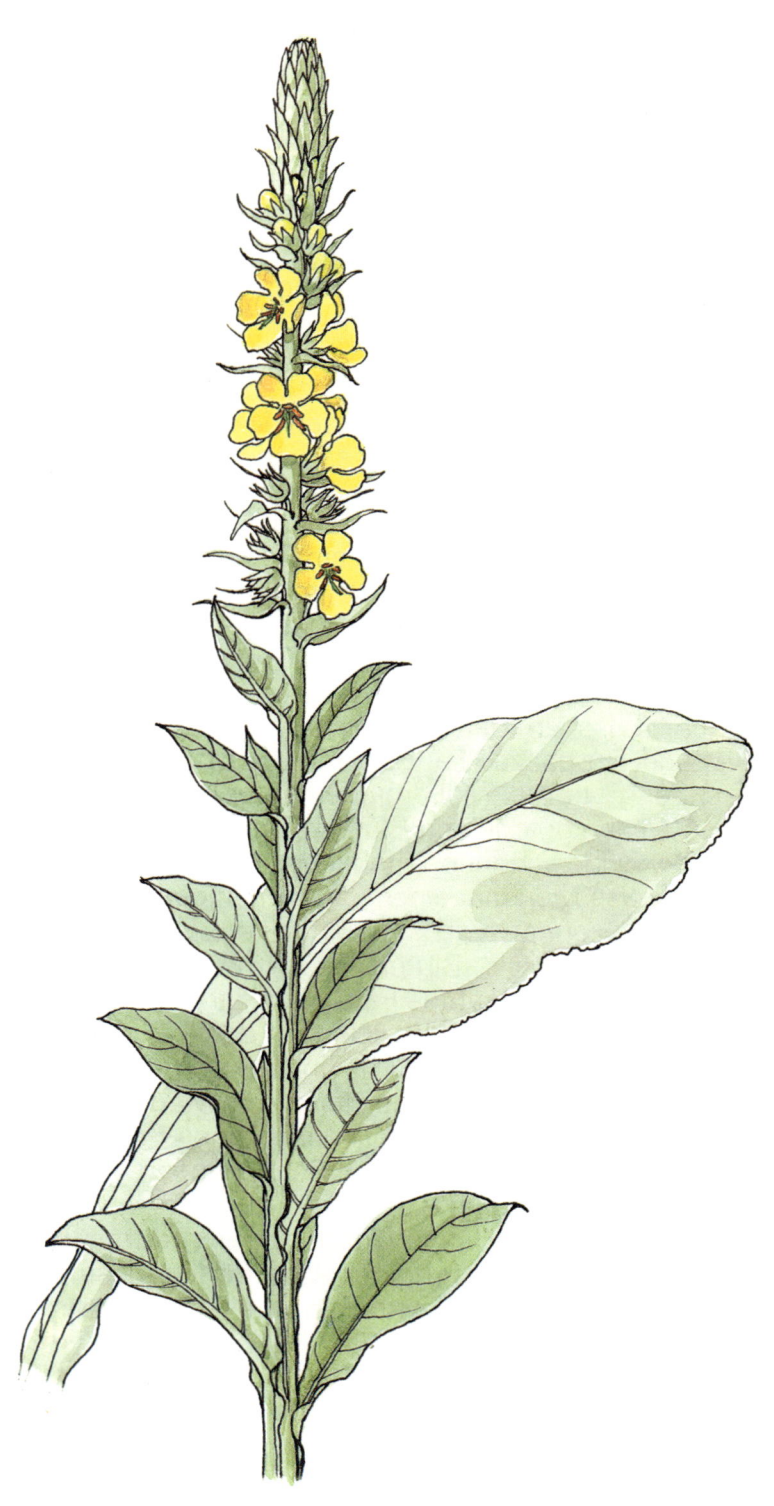

Passionsblume

Passiflora coerulea
(Passionskrautgewächse)
Passaia
Fleur de la Passion

Diese exotische Schlingpflanze stammt aus Mexiko, Peru und anderen Staaten Südamerikas. Gläubige Christen gaben ihr den Namen, weil bestimmte Blüten- und Pflanzenteile an die Passion Christi erinnern. Die Ranken werden mit den Geisseln verglichen, die spitzen Blätter mit Lanzen, der Fruchtknoten mit dem Kelch, der rotviolette Fadenkranz der Blüte mit der Dornenkrone und die drei Narben mit den Nägeln.
Bei uns wird die Passionsblume seit langem als Zierpflanze gehalten. Sie braucht keine besondere Pflege, nur Schutz gegen Kälte, wie Lorbeer und Oleander. Selbst wenn ein Frost die Triebe zerstört, wird der Wurzelstock bestimmt neue Sprosse bilden. Als Bub besuchte ich oft eine Grosstante, die ihre Passionsblume als besonderen Schatz hütete. Jedes Jahr zur Blütezeit mussten wir das Wunder neu betrachten und hörten immer wieder die Deutungen der Passionszeichen. Andächtig und bewegt, fast wie im Gottesdienst, hörten wir zu. Schade, dass dieses schöne Gewächs nur noch selten zu sehen ist. Das dunkelgrüne Laubwerk ähnelt dem Rebenlaub; viele Ranken sind da, die Blätter sind kleiner und mit spitzigeren Blatteilen.
Seefahrer werden von den Heilkräften der Passionsblume gehört haben. Sie brachten sie im 18. Jahrhundert nach Europa. In den letzten Jahren hat sich die Forschung viel mit ihren Wirkstoffen beschäftigt. Sie finden sich im blühenden Kraut und bewähren sich ausgezeichnet gegen nervöse Erregung, Angstgefühle und Schlaflosigkeit. Durch die Teezubereitung kommen die Heilkräfte zuwenig zur Wirkung. Daher wird die Droge meistens zu Präparaten verarbeitet. Sie sind uns wertvolle Helfer im nervenaufreibenden Stress unserer Zeit.
Aus den Früchten verschiedener Passionsblumenarten werden aromatische Passaia-Fruchtsäfte und Konzentrate gewonnen, die sehr beliebt sind. Die Mexikaner verwenden sie als Stärkungsmittel und den Tee aus den Blättern, mit Honig gesüsst, als Schlaftrunk.

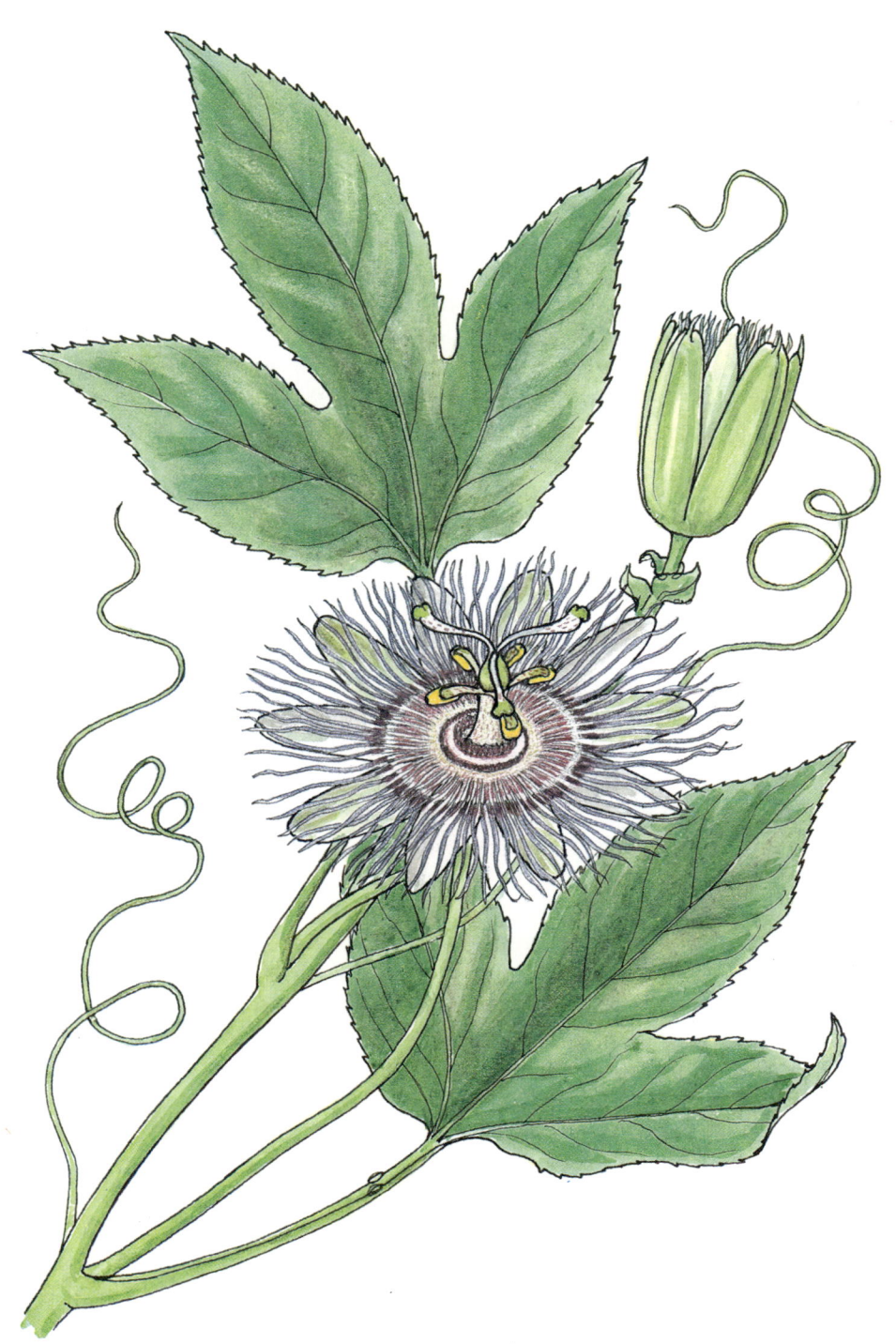

Heidelbeere

Vaccinium myrtillus
(Heidekrautgewächse)
Heiti
Myrtille

Zum Bekanntenkreis der elterlichen Familie gehörte eine alte Dame aus Neuchâtel, die mich jeden Sommer bat, einen grossen Sack voll Heidelbeerblätter zu sammeln, zu trocknen und ihr zu senden. Sie litt seit ihrer Jugend an Zuckerkrankheit, fühlte sich aber beim Trinken von Heidelbeerblättertee bedeutend wohler und konnte sogar die Insulinspritzen reduzieren. So machte ich schon eine erste Erfahrung mit Heilpflanzen, lange bevor ich darüber etwas wusste und mich entschloss, Drogist zu werden. Jedesmal, wenn ich auf Wanderungen meinen Rucksack auf ein Heidelbeerpolster stelle, erinnere ich mich dankbar an dieses Ereignis, das vielleicht zu meiner Berufswahl beigetragen hat.
Von den vielen Arten aus der Heidekrautfamilie sind die meisten Miniaturstauden mit verholzten Zweigen, zierlichen Blättern und Blüten. In unseren Bergen ist die Alpenrose die wichtigste. Die kleinen Vertreter wachsen in Schneeregionen als Pionierpflanzen, die allen Launen des Klimas trotzen und anderen Lebewesen, Pflanzen und Insekten erträgliche Lebensbedingungen schaffen. Viele Arten, darunter die Heidelbeere, wachsen auch im Tiefland in heideartigen Regionen, Wäldern und Waldlichtungen. Hier werden die Stauden 40–80 cm hoch. Die holzigen Zweige sind grün, später braun und tragen an kurzen Stielen ein üppiges Laubwerk aus kleinen, hellgrünen, ovalen Blättchen. Bald hängen dazwischen zierliche, schellenförmige Blüten, zart lindengrün mit rötlichem Rand. Die blauschwarzen Beeren sind oben eingestülpt und enthalten einen roten, aromatischen Saft. Eine beliebte Sommerdelikatesse auf unserem Tisch!
Die getrockneten Beeren, gekaut oder in Rotwein mit wenig Zimt gekocht, heilen rasch Durchfälle. Die Blätter enthalten ausser Gerbstoffen noch wenig erforschte Substanzen. Die Abkochung dient, siehe oben, als blutzuckersenkendes Getränk für Diabetiker, eventuell auch gemischt mit getrockneten Bohnenschalen. Einen Esslöffel Kraut mit einer Tasse Wasser aufkochen, zugedeckt ziehen lassen und 4–5 Tassen täglich trinken.

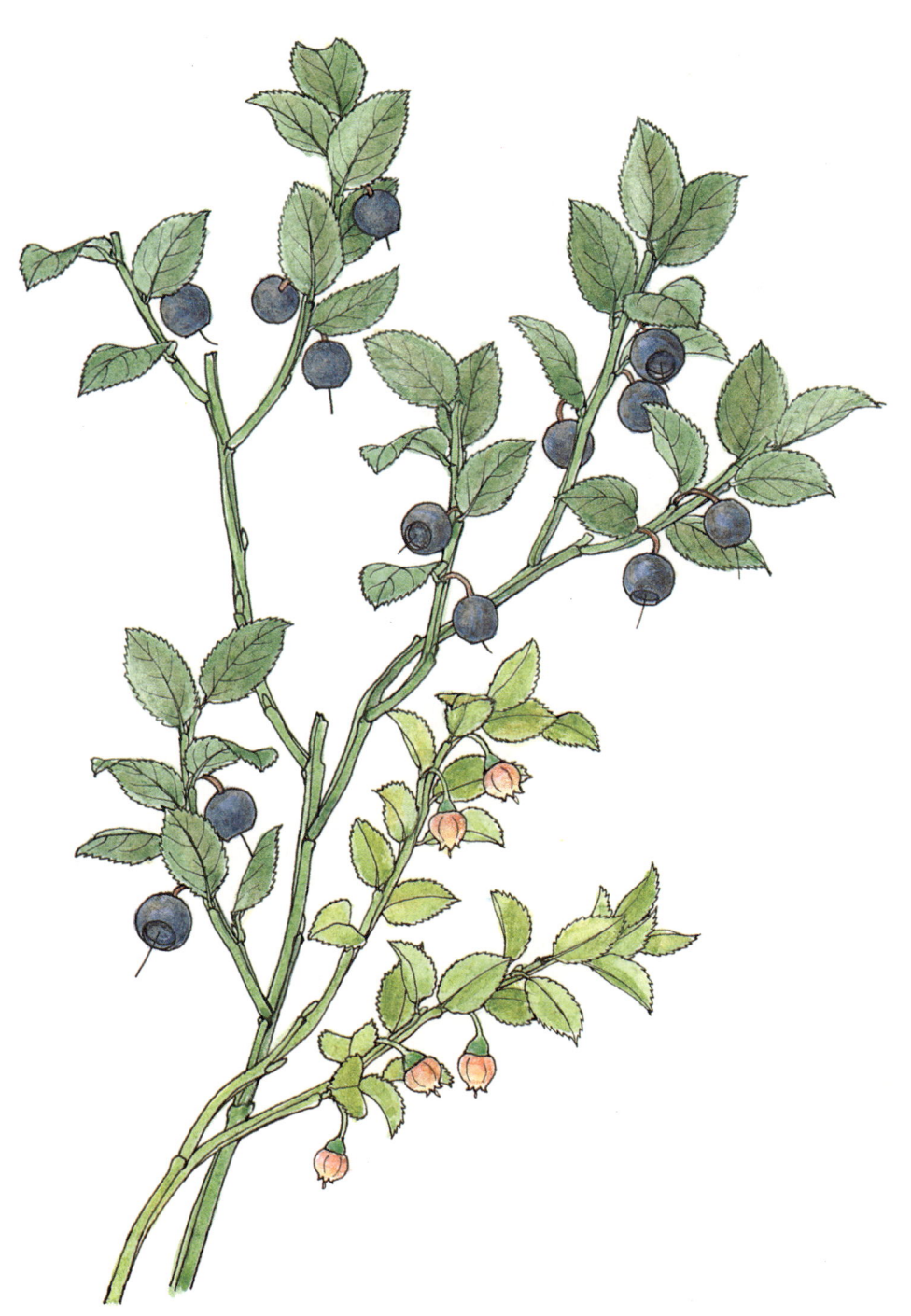

Bärentraube

Arctostaphylos Uva-ursi
(Heidekrautgewächse)
Granten
Raisin d'ours

Damit wir die für die Heilkunde wichtigsten Heidekrautgewächse oder Ericaceen, Heidelbeere und Bärentraube, von den weiteren Verwandten gut unterscheiden können, finden wir sie hier im Buch beieinander. Die Bärentraube, ein kriechender, niedriger Strauch, bildet oft grosse Teppiche im alpinen Nadelholzwald und im steinigen Gelände bis gegen 3000 m ü. M.

Der stets holzige, oft fingerdicke Hauptstengel trägt kurze, aufrechte Seitentriebe mit kleinen, rundlich-ovalen, ledrigglänzenden grünen Blättchen. Im Frühling entwickeln sich an den Zweigspitzen Büschel mit kleinen, glockenförmigen Blüten von weisser Farbe, mit einem karminroten Ring geschmückt. Die leuchtendroten Beeren zieren den Strauch im Herbst, sind aber den Vögeln reserviert, für Menschen sind sie ungeniessbar.

Einzig die im Juni–Juli gesammelten Blättchen enthalten Heilkräfte. In früheren Zeiten und noch im letzten Weltkrieg wurden sie im Wallis, vor allem im Saas-Tal, in grossen Mengen geerntet. Heute importieren wir die Droge aus anderen Alpenländern.

Ausser Harz, Gerbstoff und wenig ätherischem Öl finden wir in den Blättern als eigentliche Hauptwirkstoffe zwei dem Phenol verwandte Verbindungen. Sie spalten stark desinfizierende Stoffe ab, wenn sie in den Harnwegen mit alkalischem Urin in Kontakt kommen, d.h. im Falle von Infektionen oder Blasenentzündung. Bärentraubenblätter sind nur schwach harntreibend, wirken aber energisch gegen Krankheitserreger im Bereiche der Nieren oder der Blase, wenn der Urin braun und übelriechend fliesst. Stellt man dieses Krankheitsmerkmal fest, soll der Arzt eingreifen. Ist dies nicht sofort möglich, trinke man den Tee oder eine entsprechende Teemischung. Ein Rezept siehe Seite 134. Die Teezubereitung: Man setzt zwei Esslöffel feingeschnittene Blätter mit einem Liter Wasser 2–3 Stunden kalt an, kocht dann auf und gibt den Tee mit den Blättern in eine Thermosflasche. Man trinkt zwischen den Mahlzeiten vier- bis fünfmal täglich eine halbe Tasse, ungesüsst oder mit etwas Honig.

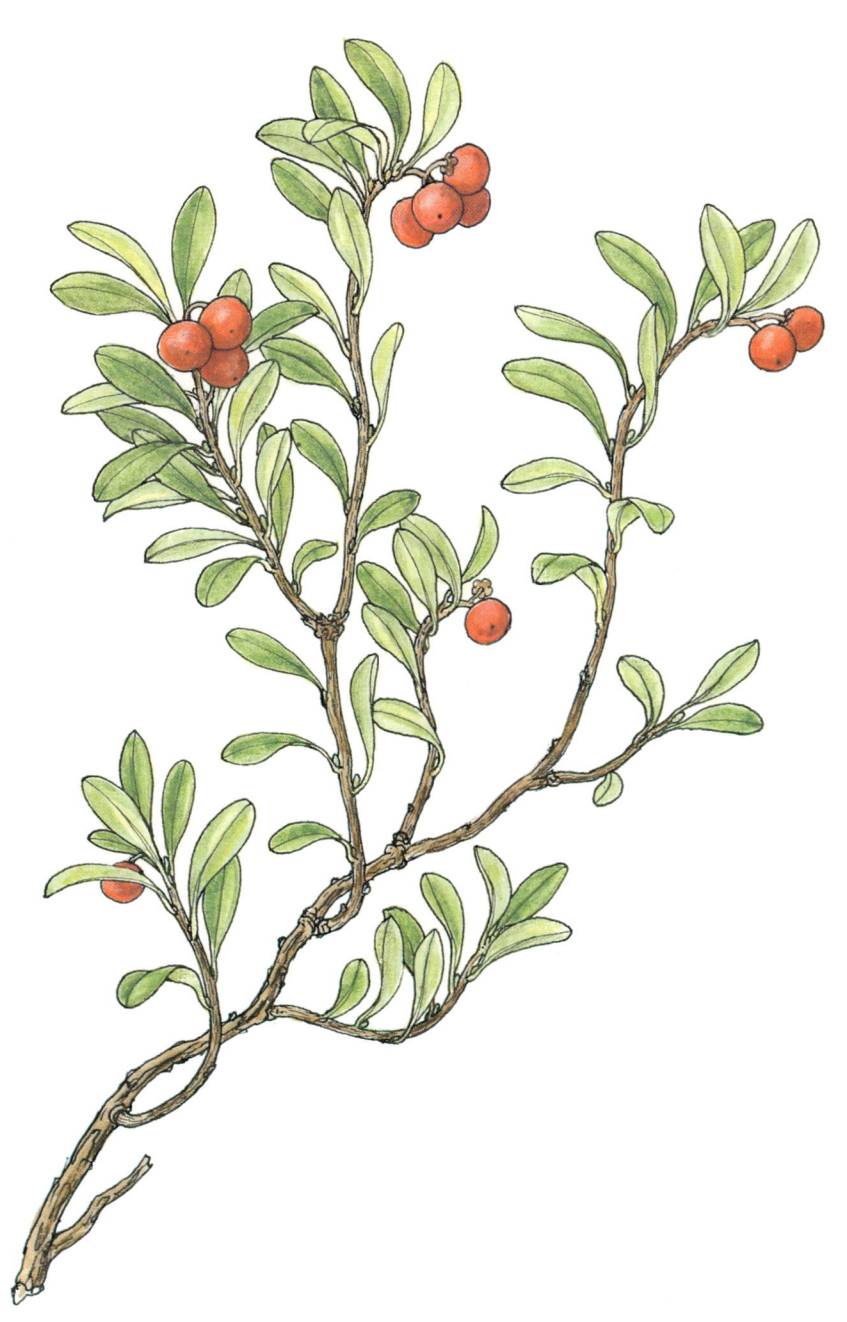

Artischocke

Cynara scolymus
(Körbchenblütler)
Gemüsedistel
Artichaut

Nahe verwandt mit der imposanten Mariendistel, war die Artischocke schon bei den Völkern des Altertums als beliebtes Gemüse bekannt. Man vermutet, dass sie aus der Karde (Cynara cardunculus) veredelt wurde. Eine kleine Art kann man in Italien auf allen Märkten als Artischockenböden kaufen. Bei uns ist die grosse Artischocke, früher ein Luxusgemüse, in den letzten Jahrzehnten populär geworden. Wir essen den verdickten Blütenboden und die zarten Enden der schuppenartigen Fruchtblätter.

Die Artischocke ist eine mehrjährige, wuchtige Pflanze mit palmenähnlich geformten, tiefeingeschnittenen Blättern von hellgrüner Farbe. Auf der Unterseite tragen sie einen graufilzigen Überzug. Im zweiten Jahr wächst der Blütenstengel, oft über einen Meter hoch, wenig verzweigt und belaubt. Er trägt den bereits erwähnten Blütenboden mit den ziegelartig sich deckenden Schuppen. Je nach Herkunft sind sie hellgrün, rötlich oder violett gefärbt, kugelig oder spitz geformt. Diese Riesenknospe wird vor der Blütenreife geschnitten. Als Zierpflanze ist die Artischocke wunderschön, mit hellblauen bis lilafarbenen Strahlblüten. Es ist eigentlich verwunderlich, dass man sie in Gärten und Parks nicht öfter sieht.

Die Heilkräfte finden sich in Blättern und Wurzeln; wir verwenden jedoch nur die geschnittenen Blätter. Sie enthalten einen Bitterstoff, Schleim, Gerbstoffe, Vitamin A und verdauungsfördernde Fermente. Diese Wirkstoffe regen die Leber, die Gallenförderung und auch die Harnausscheidung an und fördern die Regenerierung der Leberzellen. Damit lässt sich auch die Verwendung der Artischocke zu verdauungsfördernden Apéritifs erklären. Mit der üblichen Teezubereitung würden die Wirkstoffe nicht richtig aktiviert. Speziell hergestellte Fertigpräparate sind wirksamer. Diese regulieren auch den Cholesteringehalt des Blutes.

122

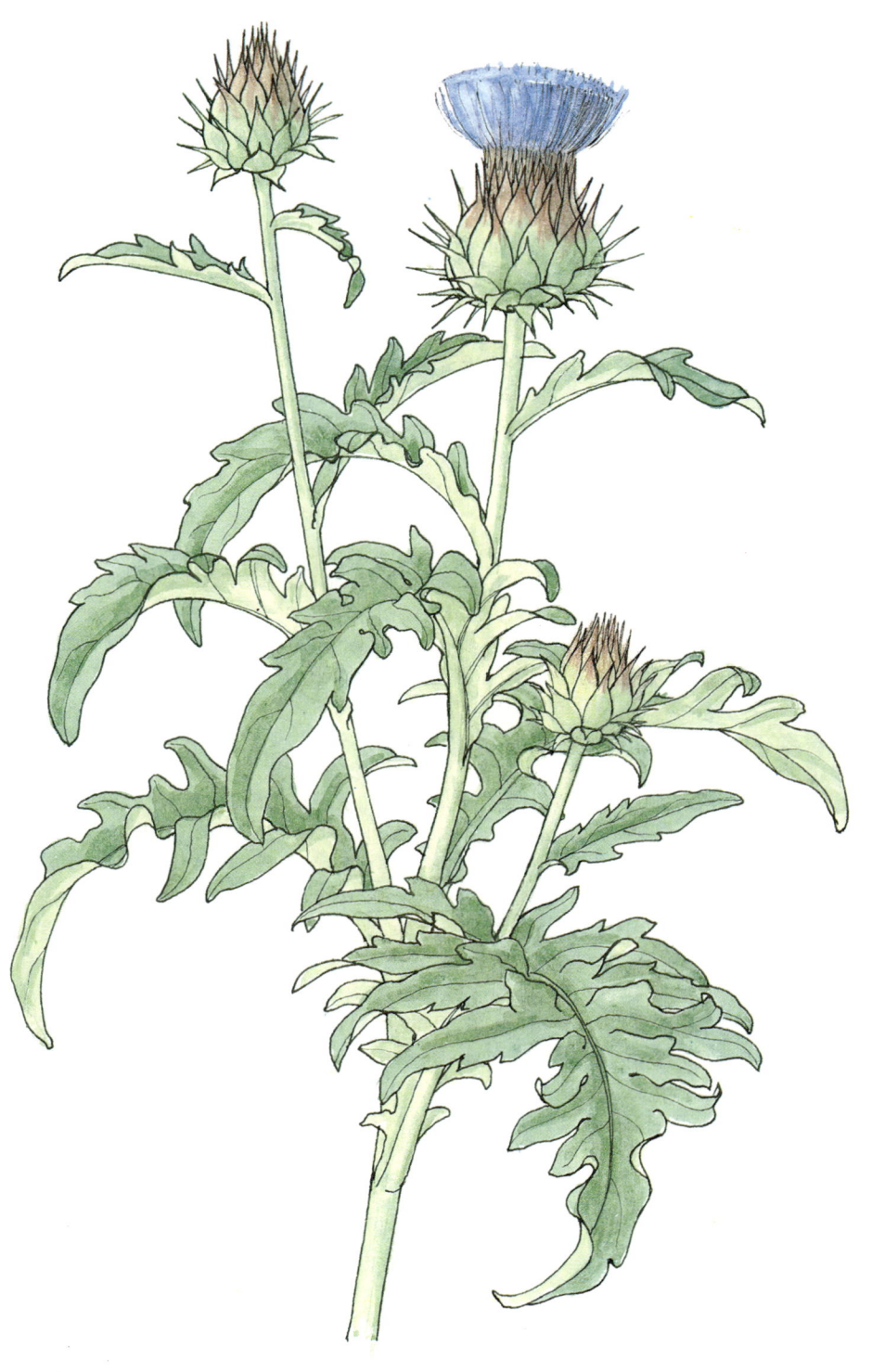

Wurmfarn

Aspidium filix-mas
(Farnkräuter)
Bandwurmwurzel
Fougère mâle

Die Farne gehören zu den blütenlosen Pflanzen, die sich auf geheimnisvolle Weise durch Sporen vermehren. Sie bilden ein wichtiges Element im Pflanzenreich und erfreuen uns zu allen Jahreszeiten in der Ebene und im Gebirge. Wir treffen sie in feuchten Wäldern und Schluchten, aber auch auf Weideland und in Geröllfeldern, kleine Arten sind sogar an Felsen, Mauern und Steinwänden häufig. Es sind winterharte Pflanzen, und unser Wurmfarn ist zum Glück weit verbreitet. In grösseren Beständen trägt er viel zur Schönheit der Landschaft bei.

Kurz nach der Schneeschmelze, wenn der schwarzbraune Wurzelstock noch im Winterschlaf zu ruhen scheint, erfasst ihn plötzlich das Frühlingserwachen. Runde Knöpfe mit rotbraun glänzendem Pelz stossen langsam hervor. Bald treibt der Stengel nach, und die noch zusammengefalteten Blätter bilden einen hübschen «Bischofsstab». An der Frühlingssonne rollt sich das Blattwerk allmählich aus bis zum schönen, in die Luft ragenden Farnwedel. Gegen Sommerende sieht man auf der Unterseite der Blätter die braunen Punkte der Sporenbehälter.

In früheren Zeiten spielte der gemeine Wurmfarn eine wichtige Rolle bei der Bekämpfung von Darmparasiten, besonders als Mittel gegen den Bandwurm. Dagegen gibt es heute bessere, weniger giftige Mittel, doch der Name ist dem Wurmfarn geblieben. Aber auch bei anderen Leiden meint es der Wurmfarn gut mit uns Menschen. Wir verwenden frische Farnwedel als Auflage auf rheumatische Gelenke, füllen Stoffsäcke damit als Rheumaunterlage auf die Matratze, und selbst Hunde fühlen sich wohler auf einem Farnkissen. Dann wird auch die Farnwurzel gegraben, die zu Bädern gegen Gelenk- und Fussbeschwerden verwendet wird. Pfarrer Künzle bereitete aus der Wurzel ein Farnöl zu Einreibungen gegen Rheuma, Hexenschuss und Wadenkrämpfe.

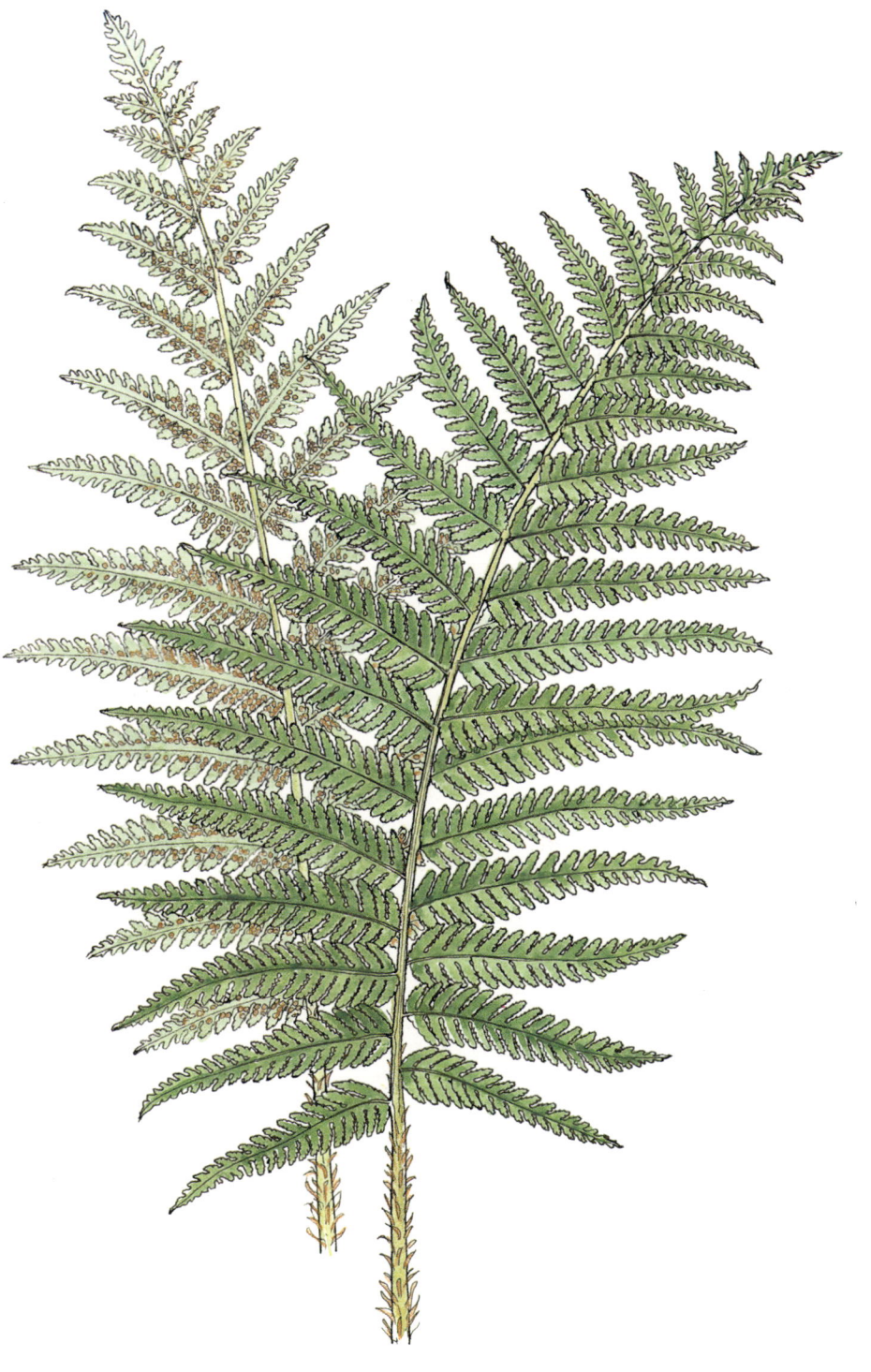

Wacholder

Juniperus communis
(Zypressengewächse)
Reckholder
Genévrier commun

Wenn er auch sticht, ist der Wacholder doch ein liebenswürdiges Gewächs, ein Nadelholz aus der Familie der Zypressen. Wir treffen ihn als Baum oder Strauch von der Ebene bis auf 1500 m ü.M. In höheren Lagen wird er zum niederen, rankenden Strauch, zum Zwergwacholder, einem äusserst zähen Burschen, der weit über die Waldgrenze hinaus seine schwächeren Nachbarn vor starken Winden schützt. Oft sehen wir ihn gemeinsam mit dem Sevibaum, seinem Bruder (Juniperus sabinae), der schuppenartige Blätter hat. Der Wacholder passt sich den verschiedensten Standorten an. Er prägt die Heidelandschaften des Nordens wie die sonnendurchfluteten Gebiete der Provence, wo er säulenförmig wie die Zypresse wächst.

Die sehr dicht stehenden, winterharten Nadeln sind je nach Bodenart mandelgrün, bläulich oder leicht rotbraun gefärbt; sie stechen sehr empfindlich. Die zweihäusige Pflanze hält die männlichen und weiblichen Blüten, beide recht unscheinbare Gebilde, auf getrennten Gewächsen. Zur Blütezeit trägt der Wind aus den männlichen Sträuchern kleine Wolken von Blütenstaub. An den weiblichen Stauden reifen die Beeren innert dreier Jahre, erst grün, dann in der Reife bläulichschwarz. Kein Wunder also, wenn die Heilkräfte in ihnen besonders konzentriert zu finden sind.

Die Beeren enthalten ätherische Öle, Harze, Zucker und organische Säuren. In den Zweigspitzen und der Wurzel sind Harze vorhanden. Die zerquetschten Wacholderbeeren regen die Nieren und die Verdauung an; sie wirken stark wassertreibend und fördern die Bildung von Verdauungssäften. Daher verwenden wir sie auch als beliebtes Gewürz in Weinbeizen, Sauerkraut usw.

Beliebt sind die von Pfarrer Künzle empfohlenen Frühjahrskuren mit Wacholderbeeren: Man kaut täglich drei Beeren, steigert bis fünfzehn und reduziert wieder täglich um eine Beere bis auf drei. Wir verwenden die Beeren immer in Teemischungen (Rezepte für Nierentee und Rheumatee auf Seite 133 bzw. 134). Wacholderöl und Wacholdergeist sind meistens in Einreibemitteln gegen Rheuma und Muskelkater enthalten. Den Wacholderschnaps schätzen wir als Verdauungshelfer.

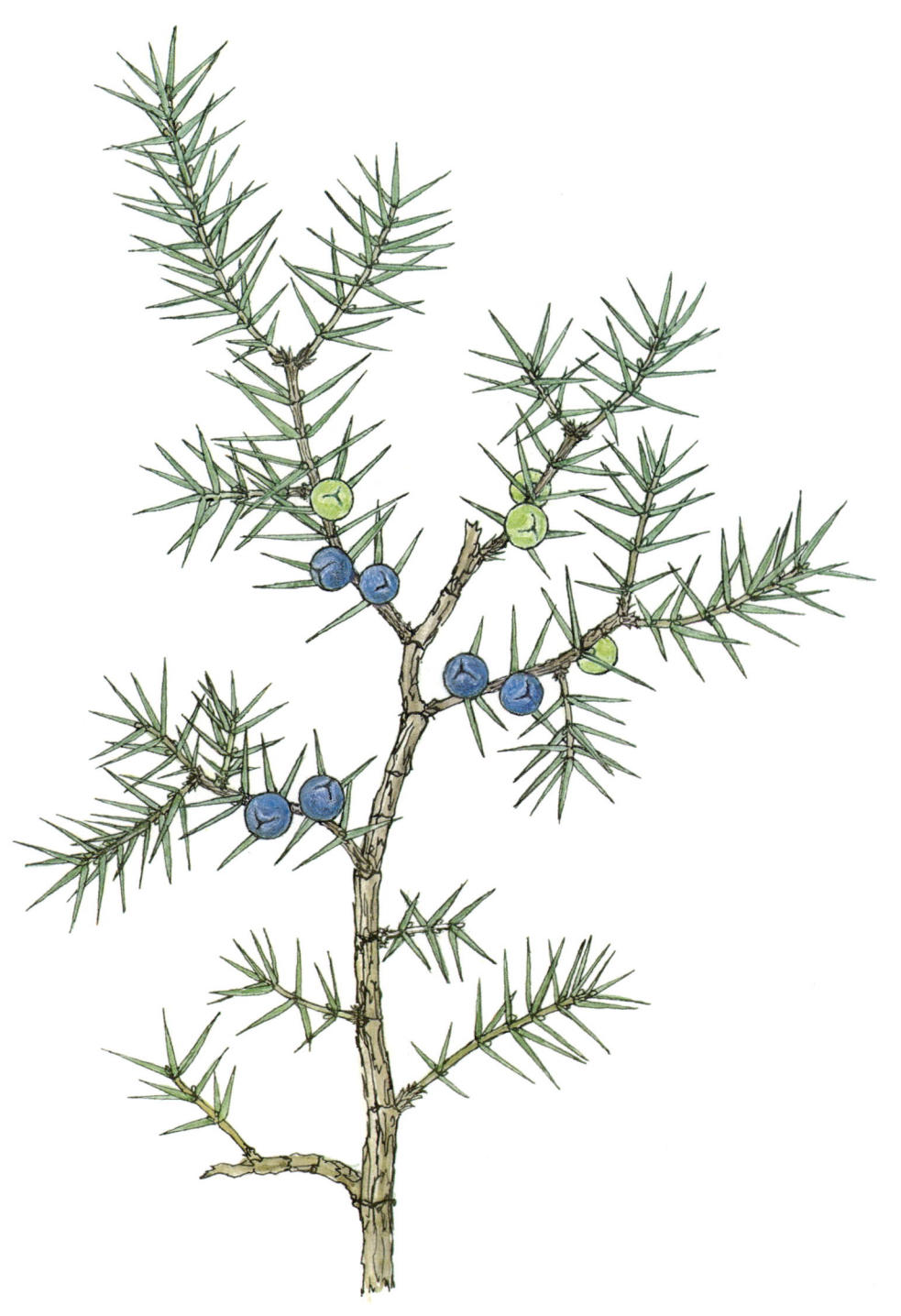

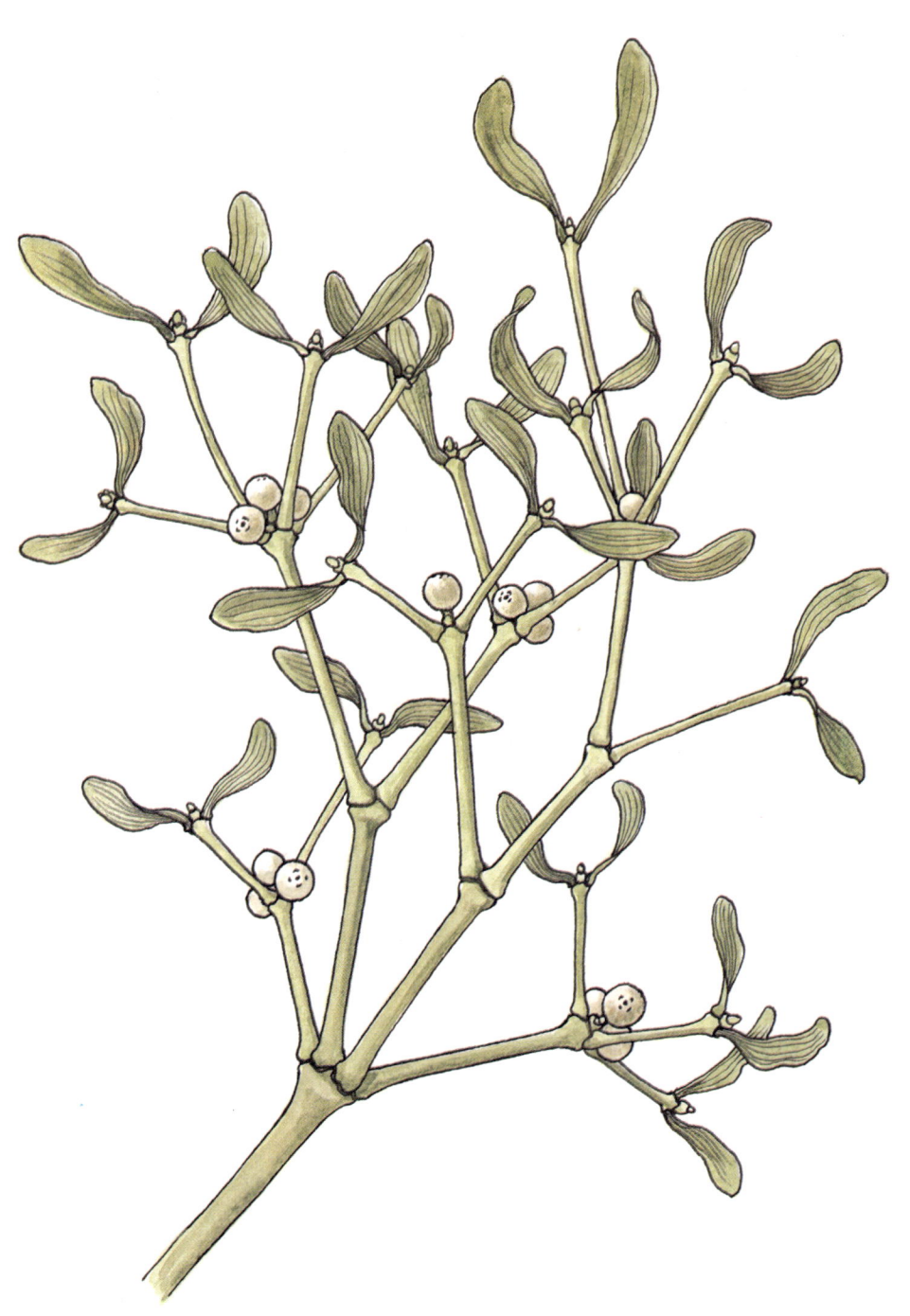

Mistel

Viscum album
(Mistelgewächse)
Hexenbesen
Gui

In unseren Gegenden ist die Mistel das einzige Glied ihrer Familie. Man kann sie also mit keiner anderen Pflanze verwechseln. Oft wird sie als Schmarotzer bezeichnet, doch leidet sie deswegen nicht an Minderwertigkeitskomplexen.

Auch wenn die Obstgärten für sie gesperrt sind, findet sie in der freien Natur wilde Apfel- und Birnbäume, Pappeln, Linden, Tannen, Föhren, die bereit sind, ihr ein Plätzchen zu gewähren. Die Mistel ist auf eine Wirtspflanze angewiesen, an deren Ästen sie ihre Saugwurzeln in Rinde und Holz schlagen kann. Dort bezieht sie die ihr nötigen Nährstoffe, wächst und gedeiht zu einem rundlichen Busch. Im sommerlichen Laubwerk fällt dieser kaum auf. Erst wenn Winterstürme die Blätter weggefegt haben, sehen wir die Mistelsträusse wie hängengebliebene Luftballons in den kahlen Ästen zittern.

Die runden, verzweigten Ästchen tragen kleine Propeller länglichovaler Blättchen von gelbgrüner, olivner oder dunkelgrüner Farbe. Die unauffälligen Blüten sind kaum sichtbar. An den weiblichen Pflanzen glänzen um Weihnachten die weissen Beeren. Dann bilden die immergrünen Zweige ein beliebtes Weihnachtsdekor.

Man darf sich, nach englischem Brauch, unter Mistelzweigen küssen. Die Germanen sahen in ihr mystische Kräfte, und deshalb heisst sie wohl auch Hexenbesen.

Das lateinische Viscum hat etwas mit Viscos = klebrig zu tun. Wenn Vögel, vor allem Drosseln, die schleimigen Beeren holen, bleibt der Samen an ihren Schnäbeln kleben und wird dann am nächsten Baum abgestreift. So ist dafür gesorgt, dass die wertvolle Heilpflanze nicht ausstirbt. Denn wir brauchen jährlich viele Tonnen Mistelblätter für die pharmazeutische Industrie.

Die Blätter enthalten komplizierte Wirkstoffe, die, durch neueste Forschungen bestätigt, zu hohen Blutdruck senken und das Herz stärken. Tee aus den Blättern wäre zuwenig wirksam. Hingegen leisten Mistelpräparate wertvolle Hilfe gegen nervöse Herzbeschwerden und Unruhe. Die geisteswissenschaftliche Medizin und ihre Ärzte haben in der Mistel eine geschwulsthemmende Wirkung gefunden. Seit bald fünf Jahren erfahre ich diese Heilkräfte am eigenen Leib. Hab Dank, liebe Mistel — Mille Mercis!

Heilpflanzen für Zweifler

Lieber Zweifler! Du zählst Dich nicht zu den «lieben Lesern», die alles schön und nett und rosig finden. Du bist kritisch – mit Recht. Du zweifelst an vielen landläufig herumgebotenen Weisheiten, vielleicht auch an der Heilkraft der sogenannten «Chrütli». Was kann da schon wirken, denkst Du. Lass uns versuchen, Deine Zweifel zu zerstreuen.

Die Beziehung der Menschen zur Natur und zu den Heilpflanzen reicht in graue Vorzeiten zurück; sie hat sich mit den Menschen gewandelt. Vor einigen tausend Jahren gab es nur Pflanzen als Heilmittel. Die Priester der Antike weihten sie ihren Göttern. Viele Pflanzennamen zeugen davon (Achillea, Adonis, Artemisia, Paeonia). Im Christentum widmeten sich Mönche und Nonnen der Pflanzenheilkunde. Sie schrieben die ersten Kräuterbücher. Im späten Mittelalter war Paracelsus (Seite 138) einer der vielen Neuerer und Revoluzzer, die verstaubtes Wissen verdammten und zu neuen Erkenntnissen im Lichte der Natur fanden. Dann kam die Neuzeit mit dem Siegeszug der Wissenschaften und der Technik, gefolgt vom Siegeszug der Medizin. Man glaubte, die Natur und ihre Kräfte für immer im Griff zu haben. Die wenigen Mahner blieben ungehört.

Heute stehen wir vor der folgenschweren Entscheidung, ob wir fortgesetzt gegen die Natur und gegen unsere Weiterexistenz wursteln oder ob wir uns dazu aufraffen wollen, mit der Natur eine lebenswerte Umwelt ins 3. Jahrtausend hinüberzuretten. Kritiker und Zweifler in aller Welt reden von «Grenzen der Technik» und von «Grenzen der Medizin». Wir erkennen unsere Welt wieder als eine Schicksalsgemeinschaft aller Lebewesen, in der Pflanzen ohne Menschen leben könnten, die Menschen aber nicht ohne Pflanzen, auch nicht ohne Heilpflanzen. Sie haben unser Geschlecht über ein paar Jahrtausende begleitet. Wir werden auch in Zukunft nicht auf sie verzichten wollen oder verzichten können.

Heute ist die Pflanzenheilkunde – das danken wir den Wissenschaften – vom Mythos, Aberglauben und Hokuspokus befreit und in klaren Erkenntnissen festgelegt. Wir kennen die Inhaltsstoffe, auch wenn wir ihre Wirkungen nicht immer messen können; wichtig ist, dass wir sie spüren. Wenn Deine Zweifel nun schon halbwegs begraben sind, lieber Zweifler, dann lese die nächste Seite – Deiner Gesundheit zum Wohle!

Das Heilpflanzen-ABC

Statistiker haben ausgerechnet, dass der Mensch im Laufe seines Lebens etwa hundertmal den Arzt aufsucht, jedoch 1600mal gesundheitliche Störungen selbst behebt. Dazu braucht es Hausmittel, Heilpflanzen und ein paar Kenntnisse. Viele hast Du vielleicht in Deiner Jugend mitbekommen und vieles aus eigener Erfahrung dazugelernt. Hier ein paar Grundsätze zu den Heilpflanzen:
Der menschliche Organismus reguliert viele kleine gesundheitliche Störungen ganz von selbst, ohne unser Dazutun. Zu ängstliche Sorge um Deine Gesundheit ist ungesund, sträfliche Sorglosigkeit unverantwortlich.
Die Naturheilkunde und mit ihr die Heilpflanzen bekämpfen nicht die Krankheit; sie fördern die natürliche Abwehrkraft des Körpers; sie wirken nicht gegen die Natur, sondern mit ihr.
Fühlst Du Dich unpässlich, müde und verstimmt, überlege erst einmal, ob nicht Deine Lebensweise daran schuld ist. Unvernunft ist eine der häufigsten Krankheitsursachen. Selbstkritik gehört zur Lebenskunst.
Entschliessest Du Dich zur Selbstmedikation, zur medizinischen Selbsthilfe, so tue es gleich und beharrlich, aber nicht mit Gewaltkuren. Eine Tasse dampfenden Tees, eine halbe Stunde Ruhe, abends ein Bad vor einem langen Schlaf können oft Wunder wirken. Mit Schmerztabletten bekämpfen wir meistens die Symptome, nicht aber die Krankheit.
Auf welche Organe Heilpflanzen wirken, kannst Du auf Seite 8 nachlesen. Kräutertees wirken am besten, wenn man alle 2–3 Stunden eine halbe bis eine Tasse trinkt und nicht grosse Mengen auf einmal. Teekuren zur Blutreinigung oder zur Anregung erschlaffter Organe sollen drei bis vier Wochen dauern. So findet der Körper wieder seinen normalen Arbeitsrhythmus.
In der Rekonvaleszenz, auch nach einer ärztlichen Behandlung sind Heilpflanzenkuren und pflanzliche Stärkungsmittel ideale Helfer, um rasch aus einem gesundheitlichen Tief herauszukommen.
Viele tausend Menschen bleiben mit den «Chrütli» über Jahre gesund und bei Lebensfreude. Sie halten ihre Gesundheit unter Kontrolle und verfehlen nicht, sich dem Arzte anzuvertrauen, wenn sie sich krank fühlen.
Nimm sie Dir zum Vorbild.

Heilkräutermischungen

Mit den Teemischungen will der Kräuterkundige die Wirkungen verschiedener Heilpflanzen kombinieren, verstärken, verlangsamen oder unliebsame Nebenerscheinungen verhindern. Zerkleinert geben Drogen ihre Wirkstoffe besser ab denn als Ganzes. Damit die Mischung nicht auseinanderfällt (leichte Teile oben, schwerere unten), sind die Teilchengrössen der einzelnen Drogen aufeinander abgestimmt. Die Lagerung erfolgt nach besonderen Vorschriften. Wo nichts anderes vermerkt ist, trinkt man den Tee warm und ungesüsst, oder mit Honig oder Fruchtsaft, langsam, in kleinen Schlukken, vor oder zwischen den Mahlzeiten. Eine Teekur soll drei bis vier Wochen konsequent durchgeführt werden.

Zubereitung: Die drei nachstehenden Zubereitungsarten gelten für alle Heilpflanzen und Teemischungen. Andere Verwendungen sind speziell erwähnt.

A (Aufguss, Infus): Blüten, feine Blätter. 1–2 gehäufte Teelöffel oder 2–3 Prisen Kräuter in die Tasse geben, mit kochendem Wasser übergiessen, 5–10 Minuten zugedeckt ziehen lassen, dann absieben.

B (Absud, Decoct): Festere Blüten und Blätter, ohne Stengel. 1–2 Esslöffel geschnittene Kräuter in der Pfanne mit einem halben Liter kaltem Wasser übergiessen, aufkochen, 1–2 Minuten zugedeckt leicht kochen und dann 10 Minuten ziehen lassen; in Thermosflasche absieben.

C (Auszug, Mazerat): Harte Blätter, Stengel, Wurzeln. 1–2 Esslöffel geschnittene Drogen mit einem halben Liter Wasser eine Stunde kalt ansetzen, aufkochen, 10–15 Minuten ganz leicht kochen und dann 10 Minuten zugedeckt ziehen lassen; in Thermosflasche absieben.

Kopfweh-Tee

Schlüsselblumen	25 g
Kamillenblüten	10 g
Arnikablüten	5 g
Ringelblumen	5 g
Lavendelblüten	5 g
Goldmelissenkraut	15 g
Pfefferminzblätter	5 g
Alpenbenediktenkraut	25 g

Zub. A: Bei chronischen Kopfschmerzen alle 2 Stunden eine halbe Tasse. Tablettendosis verringern. Kalte Kompresse mit Lavendelgeist über die Stirne.

Nerven-Schlaf-Tee

Lavendelblüten	10 g
Orangenblüten offen	15 g
Lindenblüten	10 g
Rosmarinblätter	10 g
Goldmelissenblüten	5 g
Melissenblätter	10 g
Hopfen	20 g
Waldmeister	10 g
Baldrianwurzel	10 g

Zub. A: Abends 1–2 Tassen eine Stunde vor dem Schlafengehen. Bei Nervosität auch tagsüber, eventuell mit Baldriantropfen verstärken.

Brust- und Hustentee

Huflattichblüten	15 g
Lindenblüten	15 g
Chäslikraut	10 g
Stechpalmenblätter	10 g
Quendelkraut	25 g
Eibischwurzel	15 g
Süssholzwurzel	10 g

Zub. B: Mit Honig süssen, eventuell mit Melissengeist oder Anistropfen verstärken.

Nachtschweiss-Tee

Salbeiblätter	40 g
Rosmarinblätter	10 g
Melissenblätter	10 g
Hopfen	20 g

Hysopkraut | 10 g
Johanniskraut | 10 g

Zub. A: Bei Schweissausbrüchen in den Wechseljahren und bei Schwächezuständen.

Grippe- und Erkältungstee

Lavendelblüten	5 g
Holunderblüten	20 g
Spierblüten	25 g
Stechpalmenblätter	15 g
Haferstroh	15 g
Thymianblätter	20 g

Zub. A: Zwei Zitronenscheiben beifügen, eventuell einen Kaffeelöffel Rum. 1–2 Tassen heiss trinken.

Herz-Kreislauf-Tee

Lavendelblüten	5 g
Schlüsselblumen	15 g
Pfefferminze	5 g
Rosmarinblätter	5 g
Olivenblätter	20 g
Weissdornblüten und -blätter	20 g
Zinnkrautblätter	10 g
Mistelblätter	20 g

Zub. B: 3–4 Tassen täglich während mehrerer Wochen. Eventuell mit Kreislauftropfen verstärken.

Frauentee (gegen Monatsbeschwerden)

Frauenmänteli	10 g
Silbermänteli	10 g
Johanniskraut	15 g
Taubnesselblüten	5 g
Anserine	15 g
Rosmarinblätter	5 g
Melissenblätter	10 g
Kamillenblüten	10 g
Schafgarbe	10 g
Blutwurz	10 g

Zub. B: Dazu abends ein warmes Sitzbad mit Schafgarben-Absud.

Magentee (Verdauungshelfer)

Tausendguldenkraut	10 g
Brennesselblätter	10 g
Wermut	5 g
Fieberkleeblätter	5 g
Kamille	20 g
Melissenblätter	10 g
Chäslikraut	10 g

Fenchel	10 g
Alantwurzel	10 g
Enzianwurzel	10 g

Zub. A: Bei Verdauungsbeschwerden stündlich eine dritt Tasse langsam schlürfen. Eventuell Magentropfen beifügen.

Durchfall-Tee

Gänsefingerkraut	15 g
Johanniskraut	15 g
Hirtentäschchenkraut	15 g
Hysopkraut	10 g
Kümmel	10 g
Heidelbeeren getr.	20 g
Blutwurz	20 g

Zub. B: Alle zwei Stunden eine Tasse. Diät: geraffelter Apfel, Reis.

Gicht- und Rheuma-Tee

Wacholderbeeren zerst.	10 g
Holunderblüten	10 g
Bocksbartblüten	10 g
Weidenrinde	20 g
Birkenblätter	20 g
Hauhechelwurzel	15 g
Attichwurzel	15 g

Zub. B: 3–4 Tassen täglich. Alkohol und Nikotin meiden.

Abführtee

Schlehdornblüten	15 g
Holunderblüten	15 g
Fenchelsamen	10 g
Leinsamen	10 g
Faulbaumrinde	20 g
Löwenzahnwurzel	10 g
Rhabarberwurzel	10 g
Sennesschoten	10 g

Zub. A: Abends eine Tasse, so dass Stuhlentleerung am Morgen erfolgt. Bei hartnäckiger Verstopfung Diätmassnahmen (Feigen, Dörrfrüchte).

Leber-Galle-Tee

Ringelblumenblüten	5 g
Tausendguldenkraut	10 g
Habichtskraut	10 g
Fieberklee	10 g
Schafgarbenblüten	10 g
Boldoblätter	20 g
Johanniskraut	10 g
Wermut	5 g
Löwenzahnwurzel	10 g

Krauseminze 10 g

Zub. B: Eine Tasse morgens nüchtern und zwischen den Mahlzeiten. Diät: Alkohol und Nikotin meiden.

Nieren-Blasen-Tee

Ringelblumenblüten	5 g
Heidekrautblüten	10 g
Bärentraubenblätter	15 g
Brennesselblätter	10 g
Zinnkraut	10 g
Hagebutten geschn.	10 g
Wacholderbeeren zerst.	20 g
Schliesgraswurzel	10 g
Hauhechelwurzel	10 g

Zub. B: Täglich 4–5mal eine halbe Tasse. Alkohol und Nikotin meiden.

Tee gegen Hautentzündungen

(Ekzemtee zu Bädern)

Kamillenblüten	5 g
Ringelblumen	5 g
Johanniskraut	15 g
Chäslikraut	10 g
Storchschnabel	25 g
Zinnkraut	20 g
Sanikelblätter	20 g

Zub. B: Zu Kompressen oder Bädern.

Fussbäder gegen starken Schweiss

Eichenrinde	40 g
Zinnkraut	20 g
Quendel	10 g
Rosmarinblätter	10 g
Blutwurz	20 g

Zub. C: Einen halben Liter mit einem Liter heissem Wasser verdünnen. Füsse zehn Minuten darin baden, dann kalt abduschen. Fusscreme einmassieren. Wenn nötig Arfol-Puder in die Socken streuen. Keine Kunstfasersocken tragen.

Hausgemachtes aus Heilpflanzen

Arnikaschnaps
Man gibt eine Handvoll frische oder ge-
dörrte Arnikablüten in ein Weithalsglas,
giesst drei Deziliter Obstbranntwein oder je
anderthalb Deziliter Medizinalspiritus und
Wasser darüber, lässt das Glas verschlossen
acht Tage an der Sonne stehen. Dann filtert
man durch einen Kaffeefilter in eine Medizinflasche. Aufschrift. *Arnikaschnaps/Äus-
serlich.*

Rosmarinwein
Man schneidet 5–6 frische Rosmarintriebe,
hackt sie mit einem Küchenmesser fein, gibt
sie in einen Liter Weisswein und lässt dies
zwanzig Tage gut verschlossen stehen.
Dann filtert man durch einen Kaffeefilter
und trinkt ein Gläschen vor dem Essen.

Johannisöl
Man gibt eine Handvoll offene oder halb-
offene Johannisblütenknospen in eine
Schüssel, giesst wenig Sonnenblumenöl
daran, zerquetscht die Blüten mit einem
Holzlöffel, giesst drei Deziliter Sonnenblu-
menöl dazu, füllt nun in eine weisse Flasche
um und stellt das Gemisch 8–10 Tage an die
Sonne. Dann filtert man durch ein Tüchlein
in eine braune Medizinflasche. *Aufschrift:
Johannisöl,* bei Verbrennungen, Wunden,
Hautentzündungen.

Birken-Haarwasser
Wenn Birken im Frühjahr geschnitten werden, verlieren sie viel Saft. Der Besitzer wird
dann erlauben, diesen Saft aufzufangen. Er
enthält u. a. Zucker und gärt sehr rasch. Man
gibt daher sofort auf drei Deziliter Saft einen
Deziliter Medizinalsprit (96%) zu und zur
besseren Konservierung noch 0,5 g Nipagin

(Drogerie). Mit starkem Kölnischwasser
parfümieren. Erst Kopfhaut trocken massie-
ren, dann Birkenwasser einreiben.

Heublumensack
Der Heusack, eine berühmte Anwendung
der Kneipp-Methode, wird wie folgt gemacht: Man füllt einen dichten Stoffbeutel
(ca. 25 × 40 cm) zu zwei Dritteln mit Heu-
blumen und näht oder bindet ihn zu. Man
gibt in einen Dampfkochtopf etwa drei Deziliter Wasser, legt den Heusack auf das
Sieb und hält ihn etwa zehn Minuten unter
Dampf. Er kann auch in einer offenen Pfanne über Dampf erwärmt werden. Man lässt
den Sack ein paar Minuten abkühlen und
legt ihn dann behutsam (Vorsicht, Tempe-
ratur an der Wange prüfen) auf die Gelenke
bei rheumatischen Beschwerden oder auf
die Brust bei Erkältungen. Warmhalten, bei
Bettruhe 1–1 ½ Stunden wirken lassen. Der
Sack kann mehrmals verwendet und nach
gründlichem Trocknen auch aufbewahrt
werden.

Sitzbad gegen Monatsbeschwerden

Storchschnabel	20 g
Goldrute	20 g
Zinnkraut	20 g
Käslikraut	10 g
Eichenrinde	20 g
Blutwurz	10 g

Nach Zubereitung C mit der gesamten Mischung einen Liter konzentrierten Tee kochen, zwei Deziliter davon in einen Zuber
mit warmem Wasser geben. Morgens und
abends ein Sitzbad von 15 Minuten, Ober-
körper zudecken. Innerlich: Frauentee, S.
133.

Heilpflanzen und moderne Forschung

Die beiden hier genannten Unternehmen haben sich um die wissenschaftliche Erforschung der Heilpflanzen und ihrerWirkungen ganz besonders verdient gemacht.

Anthroposophische Erkenntnisse und pflanzliche Heilmittel

Die Weleda-Heilpflanzenpräparate basieren auf den naturgegebenen, schicksalsmässigen Zusammenhängen zwischen Mensch und Heilpflanze, wie sie Rudolf Steiner um 1920 in Ärztekursen dargestellt hat. Aus der Wesensbetrachtung der Pflanze, ihrer Lebensbedingungen und ihrer Formen lassen sich Beziehungen zum Menschen und zu seinen Krankheiten ableiten: «Ein Hauptphänomen solcher Urbeziehungen, worin sich die Natur jenseits aller Theorien selbst ausspricht, ist das Verhältnis der pflanzlichen zur menschlichen Atmung und des Blattfarbstoffes (Chlorophyll) zum Blutfarbstoff (Hämatin).» Das Blattwerk als Atmungssystem der Pflanze erfüllt die gleichen Funktionen wie Lunge, Herz und Kreislauf im Menschen .
Die zu verarbeitenden Frischpflanzen stammen aus Wildbeständen in der Natur oder werden nach biologisch-dynamischen Richtlinien angebaut, d.h. vor allem nach kosmischen Gesichtspunkten ohne Verwendung von Kunstdünger und Spritzmitteln. Bei den pharmazeutischen Verfahren, welche die Arzneipflanzen in Heilmittel umwandeln, sind die Vorgänge in der lebenden Pflanze mindestens so wichtig wie die sogenannten Wirkstoffe, die durch das Zertrümmern (Analyse) der Pflanze gewonnen werden. Zum Teil neuartige Herstellungsverfahren, auf der Grundlage kosmischer Kräftewirkungen (Morgen-, Abendkräfte, Temperaturrhythmen usw.), werden angewendet und durch selbstentwickelte Testmethoden geprüft. So entstehen «menschengemässe» Heilmittel, diätetische und kosmetische Produkte der Weleda.

Heilpflanzenpräparate mit wissenschaftlichem Wirkungsnachweis

Jahrelange Erfahrung in der Herstellung und Anwendung von Naturheilmitteln bestehend aus Arzneipflanzen und Hefeplasmolysat haben zu dem von der Bio-Strath AG in Herrliberg entwickelten Phyto-Konzept geführt.

Bio-Strath-Heilmittel haben eine doppelte Wirkung. Auf einzigartige Weise vereinigen sie spezifisch wirkende Pflanzenextrakte mit der bewährten Bio-Strath-Pflanzenhefe (Saccharomyces cerev.), die nach einem Spezialverfahren (Plasmolyse) aufgeschlossen, das heisst verflüssigt wird. Die vitalstoffreiche Hefe wirkt aufbauend und unterstützt die Heiltendenz.

In umfangreichen pharmakologischen Studien wurden 48 verschiedene bekannte Arzneipflanzen einzeln und in Kombination auf Wirkung und Verträglichkeit getestet. Dabei erstaunte, dass bei einzelnen Pflanzen bisher noch nicht bekannte und beschriebene Wirkungen festgestellt werden konnten.

Die 16 wirksamsten Heilpflanzen wurden für die Formulierung der 9 Bio-Strath-Heilmittel verwendet.

Unter Berücksichtigung eines synergistischen Effekts werden pro Präparat nicht mehr als 2-3 Heilpflanzen miteinander kombiniert.

Pioniere der Naturheilkunde

Neuerer galten schon immer als Revoluzzer, als «Störenfriede» der momentanen, eingespielten Ordnung. Auch in der Medizin wurden Fortschritte durch solche «Feuergeister» eingeleitet.

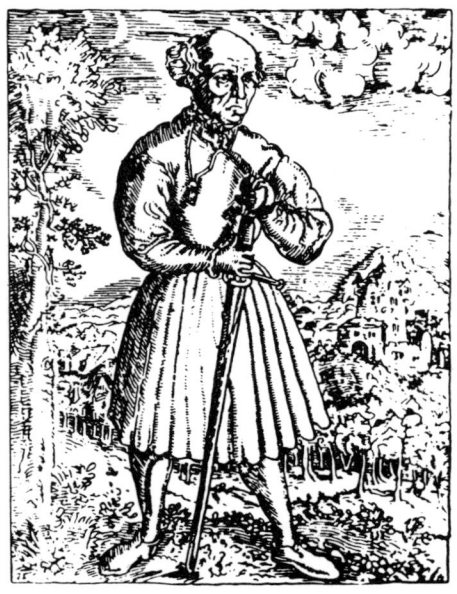

Paracelsus (1493–1541)
Philippus Theophrastus
Bombastus von Hohenheim

«Ich bin von Einsiedeln, des Lands ein Schweizer», so bezeichnete Paracelsus sich selbst. Hier wurde er als Sohn eines schwäbischen Edelmannes und Arztes geboren. Mit neun Jahren begann seine grosse Wanderschaft, zunächst mit seinem Vater nach Villach in Kärnten, dann nach Ferrara, wo er 1515 den Doktor der Medizin erlangte. Sein unermüdliches Suchen nach Wahrheit trieb ihn als Arzt, Dozent, Schriftsteller und Neuerer durch ganz Europa, von Fürsten als wundertätiger Arzt hergebeten, von Gegnern als Querulant vertrieben. 1526–28 war er Stadtarzt zu Basel und lehrte an der Universität.

«Sein Ringen um tiefere Einsicht in das Wesen des gesunden und des kranken Menschen, sein Versuch, uraltes Geistesgut der Alchemie in der Sicht der christlichen Religion fruchtbar zu machen, sein Kampf um das Erkennen der Welt im ‹Licht der Natur› kennzeichnen das Leben dieses Feuergeistes, einer grossen Gestalt in der beginnenden Neuzeit» (Prof. A. Portmann).

Paracelsus glaubte nur, was er «durch der Natur Examen» selbst erfahren hatte. Krankheit war für ihn die gestörte Harmonie zwischen Leib, Geist und Seele. Er versuchte, aus der äusseren Form einer Heilpflanze ihre Wirkung abzuleiten (Signaturenlehre). Von ihm stammt der bedeutungsvolle Lehrsatz der Medizin: «Nichts ist Gift, es kommt auf die Dosis an.»

Der Schöpfer der Homöopathie

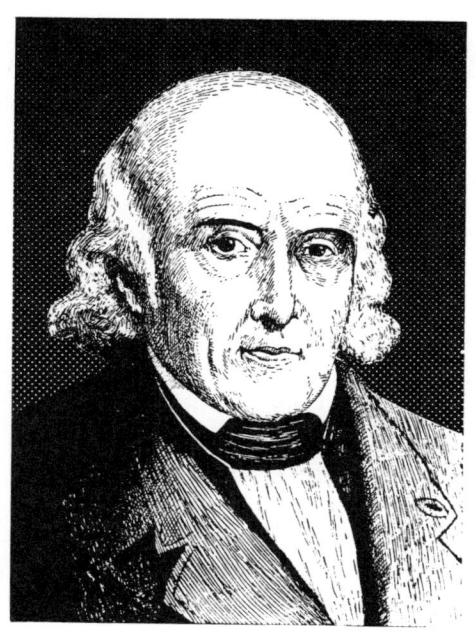

Samuel Friedrich Christian Hahnemann
Arzt (1755–1843)

In Meissen geboren, dazu bestimmt, als Kaufmann mit dem berühmten Meissener Porzellan reich zu werden, durfte der junge Friedrich doch noch Arzt studieren und wurde Doktor der Medizin. Doch er fühlte sich im damaligen Medizinbetrieb unglücklich. Hahnemann nannte das übliche Purgieren, Klistieren, Aderlassen und Verschreiben starker Gifte «den Teufel mit Beelzebub austreiben». Er griff auf die Erkenntnisse des Paracelsus, auf das Experiment und die Beobachtung am Patienten und die persönliche Erfahrung des Arztes zurück. Viele Versuche machte er an sich selbst und entwickelte so das Prinzip, «Ähnliches mit Ähnlichem zu heilen». Das bedeutet: Ein Stoff, der beim gesunden Menschen in hoher Dosierung bestimmte Symptome hervorruft, vermag bei sehr grosser Verdünnung ($D_3 = 1:1000$, $D_5 = 1:100000$) beim Patienten eine Krankheit mit ähnlichen Symptomen zu heilen. So entstanden die homöopathischen Heilmittel, heute wertvolle Helfer der Naturheilkunde.

Mit den Jahren setzte sich Hahnemann gegen die veraltete Medizin durch. Mit wachsenden Erfolgen drang sein Ruf weit über die Landesgrenzen. Eine Patientin aus Paris, die hübsche Mélanie d'Hervilly, wurde von ihm geheilt — und geheiratet. Als Greis siedelte er mit ihr nach Paris über, wo er als gefeierter Arzt starb.

Wasserpfarrer

Auch das seelische Wohlbefinden gehört zur Gesundheit. Daher verwundert es uns nicht, wenn sich «Seelsorger», Pfarrer, nicht nur um gesunde Seelen, sondern auch um die körperliche Gesundheit der Mitmenschen bemühten.

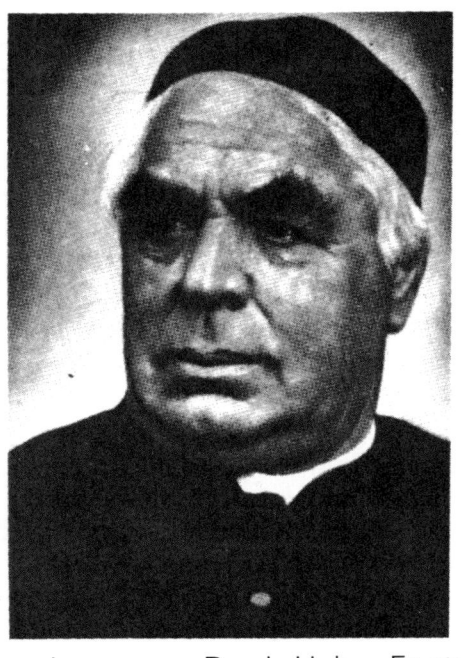

**Wasserpfarrer
Sebastian Kneipp**
Pfarrer zu Wörishofen
(1821–1897)

Im Wasser sprudelt Kraft und Segen, danket Gott, er hat's gegeben!
Die Sonne des Glücks leuchtete dem armen Webersohn Sebastian, als er nach langer Mühsal studieren und Priester werden durfte. Doch kurz vor der Weihe hemmte ein Lungenleiden, damals unheilbare Berufskrankheit der Weber, sein Weiterstudium. Hier nun setzte der Zufall ein. In einer Bibliothek zu München fand er das Büchlein über Wasserkuren von Dr. J. Hahn. Er studierte es eingehend und begann dann in Dillingen, mitten im Winter, mit Ganzbädern von drei bis vier Sekunden in der eiskalten Donau. Er wurde wieder gesund und konnte sein Studium abschliessen.

Kurze Zeit später heilte er einen Mitstudenten auf ähnliche Weise. Als Pfarrer im Kloster Wörishofen ermunterte er mittellose Mitmenschen zu den Wasserkuren nach seiner Anleitung. Er studierte dreissig Jahre lang systematisch die verschiedenen Anwendungen, machte Versuche, heilte viele tausend Kranke, schluckte Anfeindungen von Ärzten und aufgehetzten Behörden. Wörishofen wurde zum weltberühmten Wasserkurort und «Kneippbad». Für seine Kuren verschrieb er auch Heilpflanzen. Am bekanntesten ist der von seinen Schülern erprobte Heublumensack (Rezept auf Seite 135). Die Wasserbehandlung nach Kneipp wird heute in vielen Kliniken und von Tausenden von Menschen zur Erhaltung ihrer Gesundheit täglich angewendet.

Kräuterpfarrer

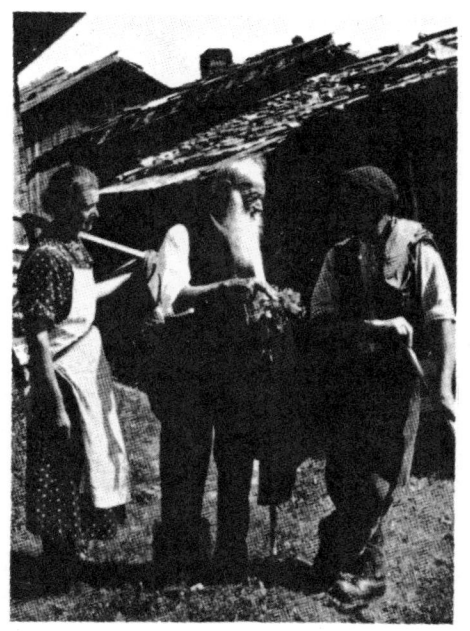

**Kräuterpfarrer
Johann Künzle**
(1857-1945)

Helfen ist so wichtig wie predigen. Diese Erkenntnis drängte sich dem jungen PfarrerJohann Künzle auf als er nach seinen Studien in Einsiedeln, St. Gallen und an der Universität Löwen seine erste Bergpfarrei übernahm. Er zeigte seinen Pfarrkindern. wie sie in der «Herrgottsapotheke» auf den Wiesen und in den Wäldern Heilpflanzen gratis pflücken konnten. Auch dem Doktor blieb damit oft der weiteWeg erspart.

Das ganze Lebenswerk Pfarrer Künzles war von diesem Helferwillen geprägt. Seine jahrelangen Erfahrungen mit Heilpflanzen, das Studium alter Kräuterbücher, die geistige Verwandtschaft mit seinem Vorgänger und Zeitgenossen Pfarrer Kneipp und natürlich seine Heilerfolge machten aus ihm den «Chrüterpfarrer», der mit seinem Büchlein «Chrut und Uchrut» weltberühmt wurde. Sein grosses Kräuterbuch ist in neuer Auflage erschienen.

Heute, manche Jahre nach dem Tode Kräuterpfarrer Künzles, erkennen wir nach wie vor seinen entscheidenden Einfluss auf die Naturheilkunde und mit ihr auf die Volksgesundheit. Tausende von Mitmenschen halten sich mit Kräutertees und Kräuterpräparaten leistungsfähig und bei guter Laune.

Schon zu Lebzeiten, als er sich in Zizers ausschliesslich der Pflanzenheilkunde widmete, gründete Kräuterpfarrer Künzle ein Unternehmen, das damals von einigen hundert Kräutersammlern in der Schweiz und in Vorarlberg Heilpflanzen kaufte und nach seinen Rezepten zu Tees und Präparaten verarbeitete. Moderne Laboratorien stellen heute diese Naturheilmittel her und versenden sie in viele Länder.

Ein Leben im Dienste der natürlichen Heilkunde

Ein jahrzehntelang mit dem Autor dieses Buches in Freundschaft verbundener Mann ist der heute weltweit als Ernährungsforscher und Naturheilkundepionier anerkannte Dr. h.c. Alfred Vogel. Er begann seine Tätigkeit im Dienste des kranken wie gesunden Menschen im

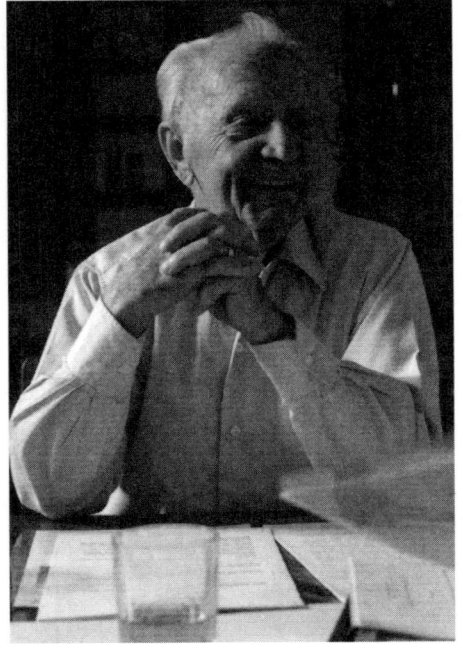 appenzellischen Teufen anfangs der Dreissigerjahre. Hier führte er eine Naturheilklinik, sammelte im Voralpengebiet Heilpflanzen und entwickelte die ersten Extrakte aus Frischpflanzen. Er hatte nämlich entdeckt, dass diese eine bessere Wirkung erzielen als Tinkturen aus getrockneten Pflanzen.

Alfred Vogels Verdienst ist es, viel dazu beigetragen zu haben, dass das überlieferte Erfahrungsgut der europäischen Volksheilkunde in diesem Jahrhundert erhalten blieb. Sein Wissensdrang führte ihn später in zahlreiche Länder rund um die Erde, und immer wieder zog es ihn zu den Naturvölkern, denen er sich ganz besonders verbunden fühlte und an deren Art zu leben er die ihn brennend interessierenden Zusammenhänge zwischen Ernährung, Konstitution und Krankheit studieren konnte. Erfahrungen in Afrika, Asien, Nord-, Zentral- und Südamerika, bei Steppen- und Urwaldvölkern zeigten ihm, dass die Natur bei geschickter Leitung und Unterstützung mehr kann als die vermeintliche Kunst des Menschen.

Sein Wissen tat Alfred Vogel in unzähligen Vorträgen auf allen Kontinenten kund, seine Erfolgsbücher - allen voran das grosse Nachschlagewerk zur natürlichen Heilkunde, «Der Kleine Doktor», das bisher in über zwei Millionen Exemplaren und in zwölf Sprachen erschienen ist - sind in vielen Ländern dem an der Naturheilkunde Interessierten vertraut. Und um dem wachsenden Bedürfnis an den von ihm entwickelten Heilmitteln, Reform- und Körperpflegeprodukten zu begegnen, gründete Dr. Vogel vor 30 Jahren die Firma Bioforce, die heute der grösste Schweizer Hersteller auf dem Gebiet der Naturheilmittel ist.

Historische Drogerie und Heilkräutergarten im Schweizerischen Freilichtmuseum Ballenberg

Das Schweizerische Freilichtmuseum für ländliche Bau- und Wohnkultur liegt in einem prachtvollen parkartigen Gelände zwischen Brienzersee und Brünig. Gegen sechzig alte Bauernhäuser und Nebengebäude aus allen Teilen der Schweiz, die hierher versetzt wurden, vermitteln ein lebendiges Bild der ländlichen Schweiz unserer Vorfahren.

Im Haus von Herzogenbuchsee befinden sich nebst der «Historischen Drogerie» verschiedene Räume mit naturheilkundlichen Ausstellungen. Auf dem gleichen Areal finden Sie den grössten Heilkräutergarten der Schweiz. Über 250 verschiedene Heilkräuter werden in den Beeten dieser beeindruckenden Anlage kultiviert (gezogen). Auf den umliegenden zugänglichen Mager- und Fettwiesen und am Waldrand, sind die wildwachsenden Heilpflanzen ebenfalls informativ beschriftet.

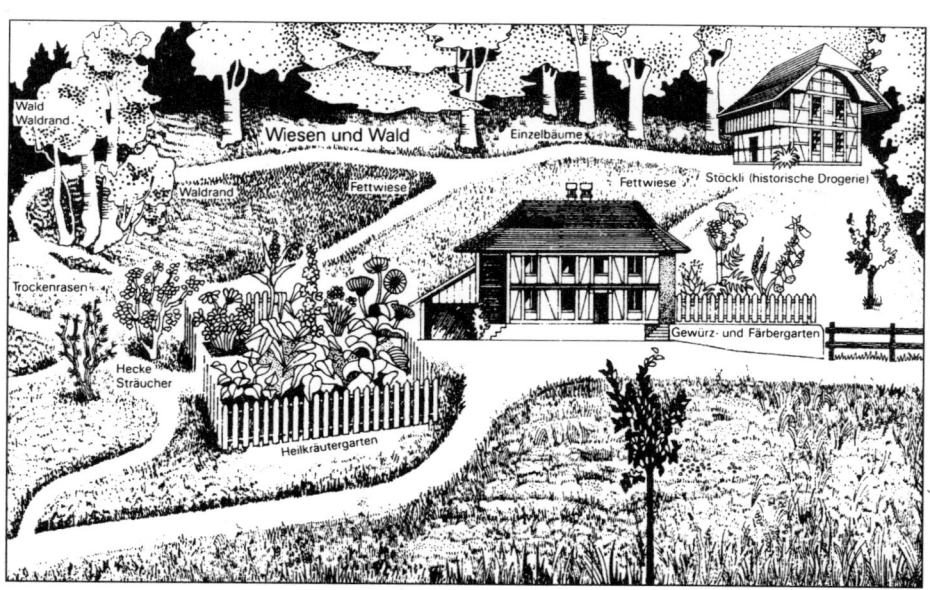

Literaturverzeichnis

Für die Bearbeitung dieses Buches diente uns nachstehende Fachliteratur:

Pierandrea Matthiolus	«New Kreuterbuch, 1586»
L'officine de Pharmacie	Dorvault
Guide des Plantes médicinales	Schauenburg/Paris
Trésor au bord du chemin	Jos. Triponez
Plantes et santé	H. Correvon
Drogenkunde	Hoppe
Unsere Heilpflanzen	Prof. Flück
Das grosse Kräuterbuch	Kräuterpfarrer Künzle
Droginform	Bossard/Quinche
Gewürzkräuter	Quinche/Bossard
Gift- und Arzneipflanzen	Gessner
Heilpflanzenkunde I und II	Pelikan
Lehrbuch der Phytotherapie	Dr. med. R.F. Weiss
Heilpflanzenlexikon	Braun
Mon herbier de santé	M. Mességué